ALTERNATIV HEILEN

Herausgegeben von Gerhard Riemann

Wanda Sellar besuchte die London School of Aromatherapy und ist Mitglied der International Federation of Aromatherapists. Sie arbeitet als Aromatherapeutin in London und schreibt regelmäßig Beiträge für Gesundheits- und Frauenzeitschriften.

Martin Watt hat sich auf die wissenschaftliche Arbeit mit Heilkräutern und Aromaölen spezialisiert. Besonders beschäftigt er sich mit geschichtlich überlieferten Heilwirkungen und deren Bestätigung durch die moderne pharmazeutische Forschung.

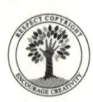

Deutsche Erstausgabe Dezember 1997
Copyright © 1997 für die deutschsprachige Ausgabe
Droemersche Verlagsanstalt Th. Knaur Nachf., München
Das Werk einschließlich aller seiner Teile ist urheberrechtlich
geschützt. Jede Verwertung außerhalb der engen Grenzen des
Urheberrechtsgesetzes ist ohne Zustimmung des Verlages unzulässig
und strafbar. Das gilt insbesondere für Vervielfältigungen,
Übersetzungen, Mikroverfilmungen und die Einspeicherung und
Verarbeitung in elektronischen Systemen.
Titel der Originalausgabe: »Frankincense & Myrrh«
Copyright © 1996 by Wanda Sellar & Martin Watt
Originalverlag: C.W. Daniel Company Ltd., Essex
Umschlagillustration: Susannah zu Knyphausen
Satz: Ventura Publisher im Verlag
Druck und Bindung: Ebner Ulm
Printed in Germany
ISBN 3-426-76163-7

2 4 5 3 1

Wanda Sellar
Martin Watt

Weihrauch und Myrrhe

Anwendung in
Geschichte und Gegenwart

Aus dem Englischen
von Rita Höner

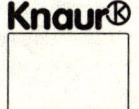

Inhalt

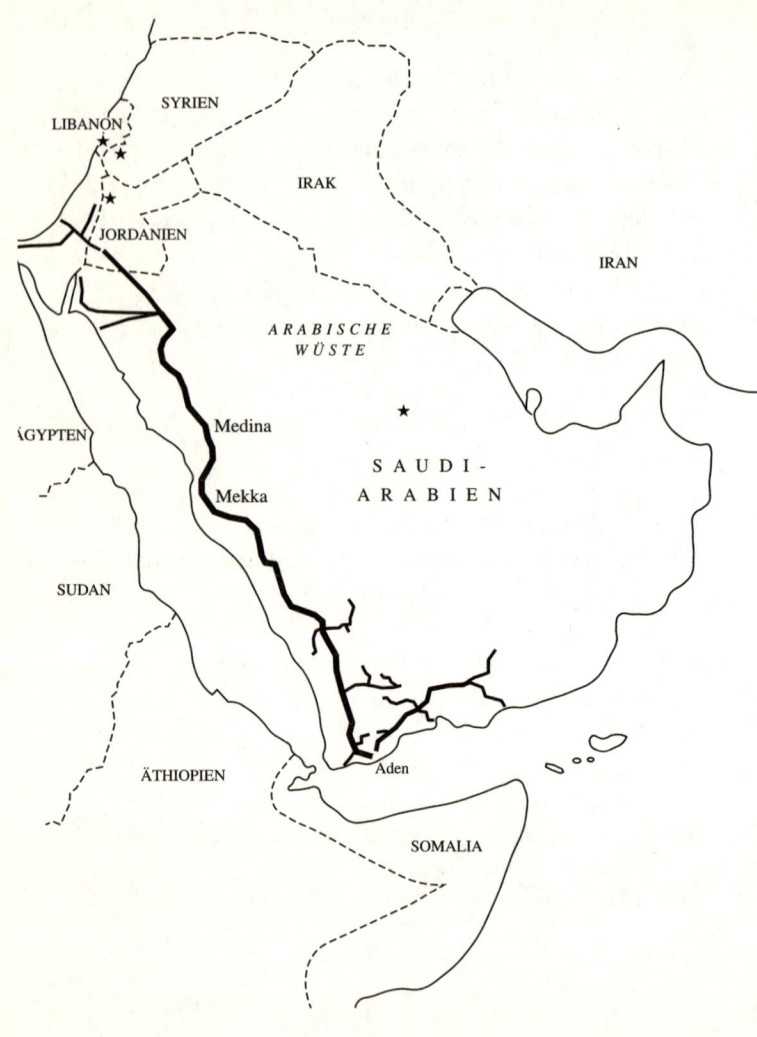

Die Weihrauchstraße

Vorwort

Die Idee zu diesem Buch entstand kurz nach einer Tunesienreise. Wir wollten Gebiete besuchen, in denen ätherische Öle produziert werden, hatten aber auch Zeit, auf den Ruinen Karthagos herumzuwandern – dem früheren Zentrum des phönizischen Reiches. Zwischen herabgestürzten Felsen und Steinkugeln sahen wir scharlachrote Wicken inmitten von Zypressen und Eukalyptus. Hier und dort zeigten sich die gelbgrünen Dolden von Kümmel und Fenchel, und Feigenbäume wuchsen aus Steinmauern heraus. Am eindrucksvollsten inmitten der Ruinen war jedoch das strahlende Gelb der Mimosenbäume, die winzigen Blütenbällchen, die in langen Rispen herunterhingen und die gefiederten Blätter sonnengelb übersäten.

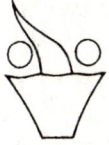

Eine Hieroglyphe für Räucherwerk

Offenbar war hier vor langer Zeit einmal ein Kräutergarten angelegt worden. Im Verlauf der Jahrhunderte hatten Kräuter und Pflanzen unterschiedlicher Form und Farbe sich selbst in den Ruinen ausgesät und einen Schnappschuß aus der Vergangenheit in die Gegenwart gebracht. Es war natürlich ein etwas seltsamer Vergleich, aber beim Anblick der farbenfrohen Fülle der Pflanzen erschienen sie uns als schweigende Zeugen historischer Ereignisse.

Wir hielten es für interessant, die Geschichte einer berühmten Pflanze nachzuzeichnen und zu sehen, wie sie die Kultur im Lauf der Zeit beeinflußt hatte. Automatisch kam uns der

Weihrauch in den Sinn, und wer kann dieses bekannte Aromatikum erwähnen, ohne auch an die Myrrhe zu denken? Beide Pflanzen rufen viele Assoziationen in uns wach. Die Grabkammern der alten Pyramiden, die großen Religionen und die drei Geschenke, die dem Jesuskind dargebracht wurden, lassen viele faszinierende Bilder vor unserem geistigen Auge erstehen. Natürlich wurden Weihrauch und Myrrhe auch in der Heilkunde ausgiebig verwendet.

Wir waren erstaunt, wie viele Informationen über diese Pflanzen vorlagen – aber man mußte wissen, wo man sie finden konnte. Es gab erstklassige botanische und historische Berichte, die aber zum Großteil sehr technisch verfaßt waren. Wir haben versucht, die verschiedenen Informationen zusammenzubringen und umfassend darzustellen, wie die Menschheit die Harze dieser Pflanzen im Lauf der Jahrtausende verwendet hat. Daß sie damit etwas durchaus Sinnvolles tat, wird durch neuere wissenschaftliche Forschungen belegt, die darauf schließen lassen, daß duftende Pflanzen unsere emotionale und physische Gesundheit tatsächlich stark beeinflussen. Unsere Vorfahren wußten dies natürlich schon vor Tausenden von Jahren.

Da unser Buch sich nicht nur an professionell Heilende, sondern auch an interessierte Laien wendet, findet sich am Schluß ein Glossar mit Worterklärungen. Wir haben außerdem versucht, unser Material möglichst detailliert mit Quellenangaben zu versehen.

Zur Erinnerung an unsere Reise durch Wolken von Räucherwerk haben wir auch eine eigene Meditationsmischung namens *Lebonah* kreiert.

Geschichte

Welche anderen Duftpflanzen beflügeln die Phantasie mehr als der legendäre Weihrauch und die sagenumwobene Myrrhe? Sie waren die höchstgeschätzten aromatischen Gummiharze der Antike und eine bedeutende Quelle des Reichtums im südlichen Arabien. Ihre universelle Anziehungskraft war über die Zeiten hinweg konstant – sicher ein Beweis für den Wert, der ihnen innewohnt.

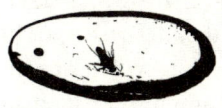 War es der Mensch der Vorzeit, der in ferner Vergangenheit als erster den betörenden Wohlgeruch des Weihrauchs und den scharfen Duft der Myrrhe bemerkte? Lullte ihr Aroma ihn ein, wenn er die Zweige in das Feuer an seinem Lager warf? Oder wurden zuerst die konservierenden Eigenschaften dieser Pflanzen beobachtet, als vollständig erhaltene Insekten in den Harztropfen gefunden wurden? Vielleicht entdeckte man als erstes auch die wundheilenden Eigenschaften, nachdem beim Sammeln und Schneiden des Holzes Hände aufgeschürft und verletzt worden waren.

Aromatische Gummiharze wie Weihrauch und Myrrhe entwickelten sich in der Antike zu einer wertvollen Handelsware. Vor allem ihre Verwendung als Räucherwerk ist extrem alt. Als »Räucherwerk« galt zunächst jedes duftende, über heißen Kohlen verbrannte, wohlriechende pflanzliche Material, aber im Verlauf der Jahrhunderte wurde es zu einem Synonym für Weihrauch – geweihter Rauch[1]. Er wurde höher geschätzt als alle anderen Harze außer Myrrhe – die dreimal so teuer war, aber nur ein Fünftel der Nachfrage nach Weihrauch erreichte.

Warum waren Weihrauch und Myrrhe so beliebt? Lag es am köstlichen Duft der Harze oder an ihrem Wert als Fixativ – das dafür sorgte, daß der Duft einer Parfümmischung länger haftete? Oder erforderten die allgegenwärtigen starken Gerüche jener Zeiten wohlriechende Kräuter und Gewürze, um unangenehme Dünste zu kaschieren und Ungeziefer und Insekten fernzuhalten? Sowohl Weihrauch als auch Myrrhe wurden vielseitig verwendet: bei der Parfümherstellung, als Firnis und in der Heilkunde.

Der magische Weihrauch stammte vom Harz eines eher unscheinbaren dornigen Baumes, der in den trockenen Landstrichen Arabiens und Ostafrikas wächst. Trotz dieser bescheidenen Herkunft war das köstliche Harz in der damaligen Welt stark gefragt und fand in der Parfümherstellung, in der Heilkunde und in der Religionsausübung Verwendung. Die Bezeichnung *Olibanum* für Weihrauch stammt von dem arabischen Wort *luban*, das sich auf den milchigen Saft be-

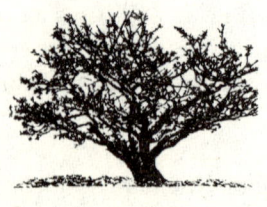

Myrrhenbaum

zieht, der aus dem Baum austritt. Allerdings wurden sowohl Weihrauch als auch Myrrhe sowie andere Balsambäume oft ebenfalls als *luban* bezeichnet. Bei den Hebräern hieß der Weihrauch *lebonah*.

Der Myrrhenbaum wirkt äußerlich genauso unattraktiv wie der Weihrauchbaum, scheint jedoch Ziegen anzuziehen, die auf dem dornigen Buschland weiden und die Myrrhentröpfchen an ihren Bärten wegtragen. Die Kügelchen wurden gesammelt und auf den Markt gebracht. (Weihrauch und Myrrhe sollen übrigens ein sehr gutes Futter für Ziegen und Kamele abgeben.) Myrrhensträu-

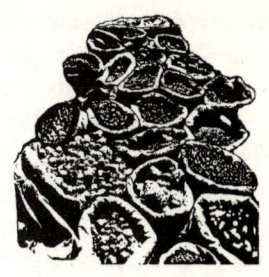

Säcke mit Gewürzen und Räucherwerk

cher wachsen in ganz Südarabien; das Hauptanbaugebiet scheint jedoch zwischen den heutigen Städten Bayhan und Schabwa gelegen zu haben. Die echte Myrrhe wurde auf den Märkten oft unter der Bezeichnung *karam* verkauft, um sie von dem durchscheinenden *Bdellium* zu unterscheiden, das als *meena harma* bekannt war. *Bdellium*, wahrscheinlich *Commiphora africana*, war eine Myrrhe geringerer Qualität und wurde oft mit der echten Myrrhe vermischt, ersetzte sie auch zuweilen. Der im 1. Jahrhundert n. Chr. lebende griechische Arzt und Pharmakologe Dioskurides hielt eine Unterart namens *Troglodytika* für die beste. Myrrhe wird zum ersten Mal in Exodus 30:23 erwähnt und oft als *mur* oder *myr* bezeichnet; beide Begriffe sind von dem arabischen Wort *mur* abgeleitet, das »bitter« bedeutet.

Man nimmt an, daß Weihrauch und Myrrhe zuerst im antiken Südarabien verwendet wurden. Als das früheste archäologische Material über den Handel mit Räucherwerk gelten in Eilat gefundene Tonscherben, die aus dem 5. oder 6. Jahrhundert v. Chr. stammen.[2] Ein Relief aus der Sammlung südarabischer Antiquitäten von C. Rathjens, Sabaeica II (Hamburg 1955, S. 109 u. 247, Foto 399), stellt eine Opferszene vor einem Altar mit Räucherwerk dar. Die hellenistische Bronzestatuette einer Räucherwerk opfernden Frau wurde im Wadi Shalala gefunden (jetzt im Nationalmuseum von Sanaa, Signatur YM 289). Es gibt auch archäologische Zeugnisse für die Verwendung von Räucherwerk in Palästina und Syrien im 2. Jahrtausend v. Chr. So wurden in Megiddo in einer auf das 11. Jahrhundert v. Chr. datierten Schicht auf großen Gestellen ausgesprochen feine Räucherschalen aus Ton gefunden; ein hornförmiger Räucheraltar aus Kalkstein wird einer Schicht zugeordnet, die auf 1050 bis 1000 v. Chr. datiert wird.[3] Unklar ist jedoch, ob es sich bei dem verwendeten Räuchermaterial um Weihrauch oder um Myrrhe handelte und ob es aus Südarabien kam.

Bei Ausgrabungen in Südarabien wurden Räuchergefäße in großer Zahl zutage gefördert.[4] Die südarabischen Texte erwähnen oft die Opferung von Räucherwerk an Hausaltären; viele Räuchergefäße sind jedoch auch bei der Ausgrabung

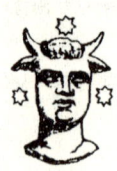

Baal

von Begräbnisstätten gefunden worden. Die Opfer wurden auf kleinen würfelförmigen Altären dargebracht, die oben eine Auskehlung und ansonsten vier kurze Beine oder direkt eine viereckige Basis hatten.

Theophrast war wahrscheinlich der erste, der über die in Südarabien wachsenden, Räuchermaterial liefernden Bäume einen Augenzeugenbericht verfaßte. Er griff auf die Berichte von Erkundungsschiffen zurück, die Alexander der Große ausgesandt hatte. In seiner *Naturgeschichte der Gewächse* erwähnt er, daß Weihrauch und Myrrhe vor dem Verkauf zunächst in die Tempel der Götter gebracht wurden. Die abgepackten, etikettierten Harze warteten dann auf die Händler, die das Bündel kauften, das ihnen zusagte. Ein Drittel – Plinius

(*Naturalis historia* XII, 63) zufolge ein Zehntel – der Ernte behielten die Priester, die anscheinend ein Handelsmonopol besaßen. Dies besagt jedenfalls eine Inschrift (CIH 400) auf der Säule eines Tempels in Marib, wo klar das Verbot ausgesprochen ist, für den Sonnengott bestimmtes Räucherwerk aus dem Heiligtum zu entfernen oder es vorher abzufangen.[5] Weihrauch war offenbar den Göttern heilig, besonders dem Sonnengott, wie Theophrast meint.

Hauptimporteur der Harze waren Ägypten, Persien, Babylon, Assyrien, Griechenland und Rom. Herodot (ca. 300 v. Chr.), der griechische Historiker und Reisende, beschreibt einen jährlichen Tribut von 1000 Talenten (alte Maßeinheit für Gewicht und Münzen) Weihrauch an den babylonischen König Nebukadnezar, was etwa 52 000 Pfund entspricht. Der Weihrauch wurde am Altar des großen Tempels verbrannt, der zu Ehren Baals errichtet worden war.

Eine annähernd gleich große Menge zahlten die Araber als Tribut an den persischen König Darius (ca. 496 v. Chr.), zweifellos zu Ehren seiner vielen Eroberungen.[6]

Welche Bedeutung hatte die Verwendung von Harzen wie Weihrauch und Myrrhe bei der Verehrung von Göttern und Königen? Offenbar nahm man an, daß der zum Himmel aufsteigende süße Rauch des brennenden Pflanzenmaterials zwischen dem Volk und seinen Göttern ein symbolisches Band schmiedete. Das Verbrennen von Räucherwerk bei einem weltlichen Anlaß wird von Herodot beschrieben. Bei der Prozession, die von Antiochus Epiphanes, dem König von Suria (Syrien), anläßlich des Daphen-Sportfestes organisiert wurde, trug ein Zug von Knaben große goldene Schalen, die bis zum Rand mit Myrrhe und Weihrauch gefüllt waren, während die Gäste mit duftendem Wasser besprengt wurden. Darauf folgte eine weitere Prozession mit einem goldenen Altar, neben dem beidseits ein Räuchergefäß aus Efeuholz und Gold hergetragen wurde.[7]

Weihrauch und Myrrhe kamen natürlich nicht nur im kultischen Bereich oder als ästhetisches Beiwerk zum Einsatz. Da sie aus natürlichen Substanzen gewonnen wurden, besaßen sie auch enormen medizinischen Wert. Die meisten alten Texte über Arzneien, Parfüms und Räucherwerk seit etwa 4000 v. Chr. erwähnen Weihrauch und Myrrhe: Frühe syrische Kräuterbücher, ägyptische Texte (in Stein gemeißelte Hieroglyphen und Papyrusrollen), biblische Bücher sowie griechische und römische Werke. Auch die Chinesen importierten schon im 10. Jahrhundert Weihrauch aus Arabien zur Verwendung in der Heilkunde. Die Chinesen verbrannten Räucherwerk auch, bevor sie ihr Orakelbuch, das I Ging, befragten. Obwohl Handelsstraßen zur arabischen Welt existierten, weiß man nicht, ob der dazu benutzte Weihrauch aus Indien oder Arabien stammte.

Im 5. und 6. Jahrhundert verbrannten Heiler in Indien Räucherstäbchen, um die Dämonen zu überwinden, die den an Pfeilwunden leidenden Menschen Beschwerden bereiteten. Wenn die bösen Geister vertrieben waren, blieb der Patient am Leben.

Die Weihrauchstraße

Der Reichtum Südarabiens in der Antike beruhte weitgehend auf einem hochentwickelten Bewässerungssystem und einer ebensolchen Landwirtschaft. Ein Teil des Wohlstands kam jedoch auch – genauso wie in Ostafrika – durch die wertvollen Harze der Weihrauch- und Myrrhenbäume zustande. 450 v. Chr. fand der griechische Schriftsteller und

Historiker Herodot lyrisch-rühmende Worte für ihre Vorzüge: »Das ganze Land duftet nach ihnen und verströmt einen wunderbar süßen Wohlgeruch.« Vor rund 2000 Jahren erreichte die Nachfrage nach Weihrauch und Myrrhe einen Höhepunkt; fast täglich machten sich Karawanen mit der wertvollen Fracht auf die Reise. Die Myrrhe wurde im Verlauf des Transports zum Teil leider unbrauchbar, denn das Harz verlor leicht seinen Ölgehalt; Weihrauch dagegen veränderte sich kaum. Die Myrrhe wurde in Ziegenhäute gepreßt, damit das Öl sich nicht verflüchtigte; der Transport des Weihrauchs erfolgte in besonderen Körben, die ein Zusammenkleben der einzelnen »Tränen« verhindern sollten. Obwohl die harzführenden Bäume in Südarabien reichlich wuchsen, wurden Weihrauch und Myrrhe wegen der langen, mühsamen Reise durch die Wüste, dem Verpackungsaufwand, den Löhnen und Zöllen zu teuren Handelsartikeln.

Der Anfang der Weihrauchstraße lag vermutlich irgendwo in der trockenen Berglandschaft von Jemen und Oman, wo die Bäume auf Kalkboden und bei starker Hitze – zuweilen über 40° im Schatten – zu gedeihen schienen. Theophrast erwähnt in seiner *Naturgeschichte der Gewächse, IX.3–IV.2*, daß »Weihrauch- und Myrrhenbäume zum Teil in den Bergen, zum Teil auf privaten Ländereien am Fuß der Berge wachsen; daher werden einige kultiviert, andere nicht«. Die arabischen Händler verrieten jedenfalls den genauen Anfang der Straße nur äußerst ungern – sehr zum Leidwesen der heutigen Archäologen, die ihn immer noch suchen. Der beste Weihrauch wächst heute angeblich in der Gegend von Dhofar in Oman; Somalia und Indien liefern andere Sorten.[8]

Bis ungefähr 200 n. Chr. zogen die Karawanen von ihrem geheimen Ausgangspunkt los und folgten einer westlichen

Route zum Roten Meer. Nur das als »Wüstenschiff« bezeichnete Kamel konnte die karge Vegetation und die schwierige Reise überstehen, wobei für die Bedingungen in der Wüste eine leichtere Kamelart vorgezogen wurde. Man nimmt an, daß die etwa 3900 Kilometer[9] lange älteste Route über Aden, Sanaa (die Hauptstadt des heutigen Jemen) und Tarim bis nach Sabota (dem heutigen Schabwa) verlief. Anscheinend gab es aufgrund des Problems, Etappenposten einzurichten und die Sicherheit der Reisenden zu gewährleisten, jeweils nur eine Hauptroute. Viele Städte entlang der Weihrauchstraße gelangten durch die den Karawanen abverlangten Zölle zu Reichtum. Manchmal forderten die Städte als Bezahlung auch einen Teil des Harzes. Das Haupthandelszentrum im Inland soll Schabwa gewesen sein. Wenn die Abgaben gezahlt waren, ging die Reise durch die Wüste der Sieben Tage bis nach Marib weiter, einer großen Stadt, die 950 v. Chr. praktisch die Weihrauchstraße kontrollierte. Marib besaß einen großen Stausee, der die Ebene bewässerte, in der die Weihrauch- und Myrrhenbäume wuchsen. Über tausend Jahre hing der Wohlstand des Königreichs von diesem Stausee ab. Marib war angeblich auch die Heimat der legendären Königin von Sheba (Saba), und kontrollierte 950 v. Chr. die Handelsstraßen, auf denen die wertvollen Güter jener Zeit befördert wurden: Weihrauch, Myrrhe, Gold, Elfenbein und diverse Gewürze. Sheba gehörte zu den vier Ländern, die das Gewürzreich bildeten. Ein mächtiges Kartell kontrollierte diese riesige Industrie, die im 2. Jahrhundert n. Chr. einen Höhepunkt erreichte: 3000 Tonnen jährlich wurden nach Griechenland und Rom verschifft. Weil die gesamte zivilisierte Welt ständig Räucherwerk für ihre Altäre benötigte, florierte das Gewürzreich von 1500 bis 542 v. Chr.

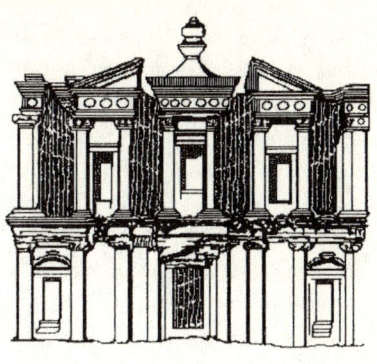

Petra

Von Marib aus folgten die Karawanen einer nah beieinan-
derliegenden Kette von Brunnen, die sich am östlichen
Rand der Berge bis nach Qarnawu erstreckte. Anschließend
nahmen sie eine Route nach Norden, die über gewundene
Küstenpfade und Wüstenebenen am Roten Meer entlang-
führte. Sandstürme, die stechend heiße Sonne und plün-
dernde Räuber machten die strapaziöse Reise sehr riskant.
Kein Wunder, daß für Waren, die Menschen und Tiere in
solche Gefahr brachten, ein sehr hoher Preis verlangt wurde. Nach 1900 Kilometern und 90 Tagen erreichte die kostbare Fracht ihr Ziel. Bis zum 7. Jahrhundert n. Chr. hatte
Assyrien das nördliche Ende der Weihrauchstraße be-
herrscht; wenig später begannen die Nabatäer, ein wahrscheinlich aus Nordwestarabien stammendes Volk, den
Export von Gummiharzen, Balsamen und Gewürzen nach
Europa zu kontrollieren. Hauptumschlagplatz war die ruhm-
reiche Stadt Petra.
Die prachtvolle Ansiedlung war in riesige rosa- und gold-
farbene Sandsteinhöhlen hineingehauen worden. Jahrhunder-

telang war sie die zentrale Verteilstation für arabisches Räucherwerk und wurde extrem reich. Sie lag am Kreuzungspunkt von sechs Karawanenstraßen und damit enorm günstig.[10] Strategisch von Vorteil war außerdem, daß sie aufgrund ihrer geographischen Lage die Angriffe rivalisierender Stämme kaum zu fürchten brauchte: Der Zugang war nur über einen Engpaß möglich, der über dreieinhalb Kilometer beidseits von riesigen Felswänden flankiert wurde. Unter den Nabatäern beherrschte Petra den Räucherwerkhandel. Die Ware wurde gesichtet und in die nordarabischen Staaten, nach Syrien, Richtung Westen nach Israel, Jerusalem, Ägypten und ins Römische Reich weitergeschickt. Die Stadt wurde zur Metropole eines Reichs, das sich über einen Großteil des modernen Syrien erstreckte; heute gehört die herrliche Ruinenstadt zum südlichen Jordanien und wird von Touristen und Gelehrten gleichermaßen besucht.

Heute werden nur ein paar hundert Tonnen Weihrauch pro Jahr produziert; als Petra etwa um 300 v. Chr. beherrschenden Einfluß besaß, lag der jährliche Export bei über 3000 Tonnen. Interessanterweise sind die häufigsten Gebrauchsgegenstände, die bei heutigen Ausgrabungen in Petra gefunden werden, Salbgefäße – Behältnisse aus Keramik, die für Räucherwerk, Öle und Salben benutzt wurden. Sie liefen nach unten konisch zu und konnten auf Öllämpchen gestellt werden, so daß bei Erwärmung des Öls ein aromatischer Duft frei wurde. Da zahlreiche nabatäische Salbgefäße in den Balkanländern und Europa gefunden wurden, nimmt man an, daß sie auch als »Verpackung« für die in den Westen exportierten Öle und Parfüms dienten.

Wie wir sehen werden, ist Weihrauch lange mit dem Sonnengott in Verbindung gebracht worden. Die Nabatäer verehrten die Sonne offenbar mit Trankopfern und Weihrauch

(Strabo XVI, 4, 26). Im zirka 27 n. Chr. zum ersten Mal erbauten, der Fruchtbarkeitsgöttin Atargatis geweihten »Tempel der geflügelten Löwen« befindet sich ein Altar mit einer Auskehlung, die wahrscheinlich für wertvolle Öle und Räucherwerk bestimmt war. Eine aus dem Stein herausgemeißelte Rinne auf dem Boden des »Kashne« (»Der Schatz«) genannten prächtigen Gebäudes am Eingang von Petra weist auf Tieropfer hin. Die Nabatäer stammten ursprünglich aus Arabien, wo zu einem Tieropfer tatsächlich immer auch Räucherwerkgaben gehörten.

Wichtigste Endstation am Mittelmeer für den Handel mit Räucherwerk war im 1. Jahrhundert n. Chr. Gaza. Die Ware wurde von dort nach Alexandria gebracht, wo sie 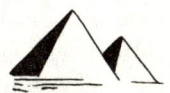 sortiert und nach Griechenland und Rom verschickt wurde. Diebstähle waren an den Umschlagplätzen anscheinend häufig, denn Plinius schreibt in seiner *Naturgeschichte (Buch 12, Kap. 32, Abschn. 59):* »In Alexandria …, wo der Weihrauch zum Verkauf aufbereitet wird, kann auch noch so große Wachsamkeit die Faktoreien nicht schützen. Auf dem Schurz der Arbeiter wird ein Siegel angebracht, auf dem Kopf müssen sie eine Maske oder ein Netz mit engen Schlingen tragen, und bevor sie das Faktoreigelände verlassen dürfen, müssen sie alle Kleider ablegen.«

Ägypten

Der Handel zwischen Ägypten und Arabien war sehr lukrativ und beruhte weitgehend auf Weihrauch und Myrrhe, die von den Ägyptern ausgiebig zur Verehrung der Götter, in der Heilkunde und in der Parfümerie verwendet wurden. Es heißt, daß die Luft am Nil nach Zedern und Myrrhe duftete. Die Beschäftigung der Ägypter mit Aromata führte zu zahlreichen neuen Erkenntnissen und erreichte unter der Herrschaft der Königin Hatschepsut um 1500 v. Chr. einen Höhepunkt. Wahrscheinlich auf Anraten ihrer Priester und Ärzte ließ Hatschepsut Weihrauch- und Myrrhensetzlinge aus dem Lande Punt importieren – offenbar wollten die Ägypter eine einheimische Art kultivieren. Punt galt als Teil der südarabischen Küste, gegenüber von Somalia; die moderne Theorie vermutet es jedoch eher in Eritrea. Es gab viele Expeditionen dorthin; die Geschichte einer solchen Unternehmung ist auf den Wänden des imposanten Tempels von Deir El Bahri auf dem westlichen Ufer von Theben eingraviert, dem heutigen Luxor, und so für die Nachwelt erhalten geblieben. Das Tal der Könige liegt, abgetrennt durch hohe Klippen, direkt dahinter. Die Punt-Reliefs vermerken: »... die Schiffe (wurden) sehr schwer mit den Wunderdingen aus dem Lande Punt beladen; alle wohlriechenden Hölzer des Gotteslandes, Mengen von Myrrhenharz und frische Myrrhenbäume ...«

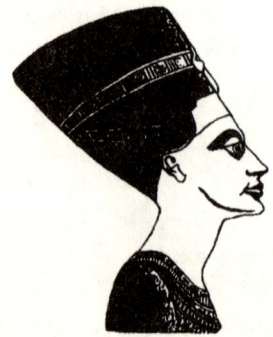

Nofretete

22

Die Expedition startete wahrscheinlich am Hafen Leukos Limos (bzw. Philoteras) am Roten Meer und verlief dann durch den Golf von Aden zum Indischen Ozean. Sie segelte die afrikanische Küste entlang und ging bei Somalia bzw. Sansibar vor Anker. Schutzamulette, Dolche, Streitäxte und wertloser Glitzerschund wurden gegen Elfenbein, Ebenholz, Gold und 31 Setzlinge eingetauscht.[11] Das von Prof. Johannes Domichen aus Straßburg entzifferte kunstvolle Relief auf den Tempelwänden informiert darüber, daß die Bäumchen in einen riesigen Garten vor dem Tempel gepflanzt wurden.[12] Die Inschrift ist erhalten geblieben, aber die Bäume sind leider verschwunden. Die Ägypter waren erfahrene Gärtner und kümmerten sich zweifellos sehr umsichtig um die jungen Setzlinge. Möglicherweise war die aus Somalia mitgebrachte Sorte jedoch eine »Küstenart«, für die Boden und Klima feuchter und salziger sein mußten. Einige Quellen besagen jedoch, daß in einer bestimmten Phase Myrrhenbäume in Ägypten angebaut wurden.[13] Wenn dies zutrifft, müßte es sich um eine sehr robuste Art gehandelt haben.

Myrrhe wurde ebenso wie Weihrauch vielseitig verwendet. Die schöne Nofretete, die Gattin des Ketzerkönigs Echnaton (ca. 1570 v. Chr.), benutzte eine Salbe, die Myrrhe enthielt. Ihre berühmte, jetzt im Staatsmuseum in Berlin befindliche Büste bezeugt noch heute ihre Schönheit. Als Echnaton Nofretete heiratete, erhielt das Paar vom König von Mitanni als Hochzeitsgeschenk zwei aus Stein gefertigte Kästchen mit Myrrhenharz und Myrrhenöl. Myrrhe war im alten Ägypten ein teures Geschenk. In einer detaillierten ägyptischen Aufzeichnung von etwa 2500 v. Chr. heißt es, daß »80 000 Maß Myrrhe von Pharao Sahure gekauft wurden«. Wir wissen nicht, welchem heutigen Gewicht dies entspricht, aber die riesige Menge zeigt, wie ausgiebig Myrrhe verwendet wurde.

Die auf Tempel- und Grabwänden abgebildeten Salbkegel bestanden aus Fett, das durch die Beigabe von Pflanzen – süßem Majoran, Myrrhe, Gemeinem Kalmus, Lotos – stark duftete. Die Kegel wurden auf dem Kopf der männlichen und weiblichen Gäste plaziert und schmolzen durch die Körperwärme. Die Salbe rann über das Haar, tropfte auf die Schultern und lief dann allmählich den Oberkörper hinab.

Aromata in Form von Räucherwerk wurden mit duftendem Holz, z. B. Zedernholz, vermischt und in Gefäßen angezündet, so daß die wohlriechenden Substanzen sich verflüchtigten. Weihrauch benutzte man zum »Beweihräuchern« eines Gottes, einem Ritual, das den kultischen Handlungen eines Priesters vorausging. Der Weihrauch wurde in langstieligen Räuchergefäßen von Priestern verbrannt, die in einer Prozession rückwärts gingen. Im Neuen Reich, etwa 1550 bis 1070 v. Chr., trug der räuchernde Priester eine Art Bronzestab mit einem Falkenkopf am oberen Ende; am unteren Ende befand sich eine Hand, die eine kleine Schale mit glühenden Kohlen hielt. Der Priester bewegte das Räuchergefäß mit der linken Hand, und mit der rechten warf er ein Kügelchen des Räucherwerkes in die Schale.[14] Manchmal wurde das Rauchopfer an die Götter auch vom König selbst vollzogen.

Bei den täglichen Opferritualen erfüllte der heilende und berauschende Rauch die Teilnehmer offenbar mit religiöser Ekstase. Der Rauch war auch eine »himmlische Speise« für die Götter, eine Sicherheit gegen »böse Geister«, die das Volk mit Seuchen und Fieber schlagen konnten.

Am wichtigsten war die Verehrung des Sonnengottes Re, dessen Symbol die Sonne war, die jeden Morgen in blendender Schönheit am östlichen Horizont aufging. Sie durchquerte den strahlendblauen ägyptischen Himmel, ergoß ihre Strahlen über die Erde und begann dann am westlichen Horizont ihre Reise durch die Nacht. Um die Rückkehr des Sonnengottes am nächsten Morgen sicherzustellen, wurde auf dem Tempelaltar Räucherwerk verbrannt.

Die Opferung von Räucherwerk als Symbol für die Besänftigung der Götter wird auf einem Tempelrelief in Abu Simbel dargestellt, das König Ramses II. (etwa 925 v. Chr.) bei der Plünderung des Tempels von Jerusalem zeigt. Hoch oben auf den Wällen schwingt eine Gestalt ein Räuchergefäß Richtung Ramses und bittet um Vergebung und Gnade.[15] Nach der Plünderung einer Stadt wurde diese zuweilen mit Weihrauch gereinigt. Dies war offensichtlich auch nach der Plünderung von Memphis im 8. Jahrhundert v. Chr. der Fall, als man die Stadt mit Weihrauch und kohlensaurem Natron reinigte.

Die Liebe der Ägypter zum Leben kommt nicht zuletzt durch ihre Beschäftigung mit dem Tod zum Ausdruck. Sie waren überzeugt, daß die Seele den Körper später 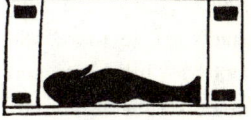 wieder in Besitz nimmt, und hielten den Tod für eine Übergangsphase vor der nächsten Wiedergeburt. Die Konservierung der sterblichen Überreste wurde deshalb zu einer wichtigen Pflicht. Es war bekannt, daß bestimmte Pflanzen die Überreste von Tieren konservieren konnten, weil sie die Vermehrung der den Zerfall verursachenden Bakterien verhinderten. Der Ursprung des ägyptischen Einbalsamierens reicht etwa 5200 Jahre bis auf die erste Dynastie zurück[16]; es gibt jedoch auch eine Legende, die den Ritus des Einbalsamierens auf die Göttin Isis zurückführt. Sie soll den zer-

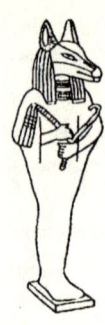

Anubis

stückelten Leib ihres Gatten Osiris eingesammelt haben, nachdem sein Bruder Seth ihn auf grausame Weise getötet hatte, und ihm die Unsterblichkeit verliehen haben, indem sie seinen Körper mit kostbaren Ölen salbte.

Spuren von Myrrhenharz und Rosmarin sind in den mumifizierten Körpern von Pharaonen, Adligen und heiligen Tieren gefunden worden, besonders auf dem Gelände der alten Hauptstadt Theben, dem heutigen Luxor (11. Dynastie, 2133 bis 1991 v. Chr.). Auf dem als Totenstadt bekannten westlichen Ufer von Theben befanden sich die Gräber und außerdem die Behausungen der Arbeiter – Bildhauer, Steinbrecher, Zeichner – und all jener, die mit dem Einbalsamieren beschäftigt waren.

Der mehrere Wochen dauernde Vorgang des Einbalsamierens begann im Anschluß an die Trauerzeit. Der Körper wurde gewaschen und Gehirn und Eingeweide entfernt. Danach spülte man, wie antike Schriftsteller berichten, den Schädel mit Arzneien aus – u. a. Myrrhe – und füllte die Bauchhöhle mit zerstoßener Myrrhe. Anschließend, so der *Bulaq Papyrus*, salbte man den Kopf mit Weihrauch. Der Körper wurde dann in eine salzähnliche Substanz gelegt (kohlensaures Natron) und danach wieder mit Wacholder, Myrrhe und Zimt gesalbt. Schließlich wurden verschiedene natürliche Harze sowie Bitumen (eine schwarze, pechartige Substanz, die mit dem arabischen Wort *Mum* bezeichnet wurde) über einem Feuer geschmolzen und als letzte Versiegelung über die Mumie gegossen.

Die Myrrhe erfüllte beim Mumifizieren die Funktion eines Konservierungsmittels. Die Mumie von Mentepta, eines Sohns Ramses' II., ist dafür ein Beispiel. Sein Körper wurde in feine Tücher gehüllt, die mit einem aromatischen gelben Harz getränkt waren, das wasserlöslich war (ein Charakteristikum der Myrrhe im Gegensatz zu anderen Harzen). Natürlich galt Weihrauch als wertvolles Geschenk an die Götter. Während der als heilig erachteten Arbeit stimmten die von der Familie des Verstorbenen beauftragten Bestattungspriester im Hintergrund feierliche Gesänge an. Je reicher die Familie war, desto mehr Priester wurden bezahlt und desto lauter war der Gesang. Die Priester trugen Masken, die den schakalköpfigen Gott Anubis darstellten, den Gott des Einbalsamierens. Der rituelle Aspekt des Einbalsamierens war tatsächlich sehr wichtig, und das Verbrennen von Weihrauch trug dazu bei, eine weihevolle Atmosphäre zu schaffen. Man nahm an, daß die große Kraft des Weihrauchs, etwas zu beschwören, der Seele des Verstorbenen half, sich mit dem Rauch zum Himmel zu erheben.

1922 entdeckte der Archäologe Howard Carter in Theben das glanzvolle Grab von Tut-Anch-Amun (1347 bis 1339 v. Chr.). Unter den Gebrauchsgegenständen fanden sich versiegelte Salbflaschen, Schatullen und Alabastergefäße, die einen zarten Duft verströmten, nachdem die Siegel erbrochen worden waren – was nach 32 Jahrhunderten doch ziemlich erstaunlich ist! Der Inhalt ließ auf 90% tierisches Fett und 10% Harz schließen.[17] Handelte es sich um die legendäre Myrrhe oder Weihrauch? Ihre ausgiebige Verwendung im Alltag der alten Ägypter hatte ihnen einen Platz im Leben nach dem Tode des Verstorbenen gesichert.

Es gibt Hinweise darauf, daß Räucherwerk in Syrien und Palästina schon 2000 v. Chr. benutzt wurde. Man hat Altäre zum Verbrennen des Räucherwerks gefunden, von denen einer das Symbol des Sonnengottes trug.

300 v. Chr. verwendeten die Hebräer große Mengen Aromata in Form von Räucherwerk. Jeden Morgen und jeden Abend verbrannte der Hohepriester die wertvolle Substanz auf dem goldenen Altar, wenn Gott Gebete dargebracht wurden. Das Verbrennen von Räucherwerk und die zeremonielle Verwendung von Blumen als Altarschmuck war ein Überbleibsel der heidnischen Rituale, die in allen frühen Zivilisationen weiterbestanden. Zu den vielen verwendeten Gewürzen und Harzen zählten Kassie, Indische Narde, Safran, Costus, Muskatblüte, Weihrauch und Myrrhe. Der früheste Hinweis auf aromatische Substanzen findet sich um 1730 v. Chr., als die Ismaeliter aus Gilead kamen und ihre Kamele Gewürze, Balsam und Myrrhe trugen (*Genesis 37:25*).

Die »Schriftrollen vom Toten Meer« empfahlen am Sabbat spezielle Maßnahmen: »Ein jeder wasche seine Kleider und reibe sie mit Weihrauch ein.« An jedem Sabbat wurden Schaubrot (heiliges Brot) und Weihrauch auf dem Tisch neben dem Altar im Allerheiligsten dargeboten. Zusammen mit anderen Gewürzen wurde der Weihrauch in einem großen Raum im Haus Gottes in Jerusalem gelagert.[18] Ein spezielles biblisches Räucherwerk-Rezept zur Opferung hieß »Samin« und bestand aus vier Hauptzutaten: Weihrauch, Myrrhe, Gemeinem Kalmus und Kassie.

Generell wurde Räucherwerk aus folgenden Gründen verbrannt:

- als Opfergabe an Gottheiten
- um böse Geister zu vertreiben
- als Opfergabe für einen Verstorbenen
- um einen Lebenden zu ehren
- als erfrischender Duft bei Banketten und Festen

Als Moses aus der Gefangenschaft zurückkam, möglicherweise unter der Herrschaft des ägyptischen Königs Shoshenk I. (ca. 776 v. Chr.[14]), wurde die Verwendung von Weihrauch in der jüdischen Glaubenslehre im Buch *Exodus* festgeschrieben *(30:34)*.

»Nimm dir Duftstoffe, Staktetropfen, Räucherklaue, Galbanum, Gewürzkräuter und reinen Weihrauch, von jedem gleich viel, und mach Räucherwerk daraus, ein Würzgemisch, wie es der Salbenmischer herstellt, wohl abgewogen, rein und heilig.«

Mit dieser Mischung wurden die Priester und das gesamte religiöse Inventar, z. B. Kerzenständer und Altäre, gesalbt.

»Darum hat Gott, dein Gott, dich gesalbt mit dem Öl der Freude wie keinen deiner Gefährten. Von Myrrhe, Aloe und Kassie duften all deine Gewänder ...« *(Psalmen 45, 8–9)*.

In *I Chronik 9:29* heißt es: »Einige von den Söhnen der Priester bereiteten die Salben für den Balsam«, und andere wurden eingeteilt, um die Gefäße und alle Gerätschaften des Heiligtums sowie das Feinmehl, den Wein, das Öl, den Weihrauch und die Gewürze zu überwachen. Weihrauch wurde oft als *Lebonah* bezeichnet und später von den Römern in *Olibanum* umbenannt.

Aus dem Alten Testament erfahren wir, daß reiner, unvermischter Weihrauch die Hauptzutat des im Tempel verwendeten Räucherwerks war.[19] Den jüdischen Glaubensregeln zufolge durfte Weihrauch nur zur Verehrung Jahwes benutzt werden; jede andere Verwendung galt als Kapitalverbrechen, das mit dem Tod bestraft wurde.

Etwa um das Jahr 1000 v. Chr. soll es zu einer Begegnung des mächtigen und reichen Königs Salomo mit der sagenumwobenen Königin von Saba gekommen sein. Dies wird in der Bibel in *I Könige 10* beschrieben; obwohl die Geschichte vielleicht ein Körnchen Wahrheit enthält, ist zweifelhaft, ob es sich tatsächlich um das Königreich von Saba handelte. Falls ein herrschender Monarch aus Arabien Salomo besucht hat, handelte es sich wahrscheinlich um das Oberhaupt des Sabäer-Stammes, der einen Großteil des Handels mit Räucherwerk kontrollierte. Es heißt, daß sich aus dieser Begegnung eine Romanze entspann, auch wenn die Jerusalemreise der Königin ursprünglich ausschließlich ökonomische Ziele verfolgte. In den von Trockenheit gekennzeichneten Landstrichen ihres Herrschaftsgebietes wurden aus Gewürzen und Früchten hergestellte Düfte reichlich verwendet; sie machten auch einen Großteil des Handels zwischen Saba und anderen Ländern aus. Mit Gewürzen versetztes Olivenöl wurde zur Reinigung und für Körpereinreibungen (Massagen) benutzt. Myrrhe und Weihrauch verwendete man bei den Reinigungszeremonien anläßlich einer Hochzeit.

Man nimmt an, daß Saba ein Land am südlichen Rand der südarabischen Küste war, etwa gegenüber dem Horn von Afrika. Die Königin kontrollierte die südlichen Handelsstraßen, die von Indien, Ägypten und dem Horn von Afrika kamen. Ihre Geschäfte waren bedroht, als das Reich König Salomos sich über diese Handelsstraßen hinaus nach Ägypten ausdehnte. Er kontrollierte die nördliche Route, die von Indien kam, bis nach Damaskus und das Gebiet bis zum ägyptischen Delta im Süden. Und seine große Zedernschiffsflotte im Indischen Ozean besuchte alle bekannten Häfen. Die schlaue Königin hielt es für angebracht, dieser starken Konkurrenz zu begegnen, und beschloß, Salomo in Jerusalem aufzusuchen. *(I Könige 10:2)*

Dies wäre, wenn es stattgefunden hat, ein mutiges Unterfangen gewesen, denn die heilige Stadt lag über 3200 Kilometer von Saba entfernt. Trotzdem reiste die Königin mit großem Gefolge nach Jerusalem, und die Legende sagt, daß ihre Schönheit den König so verwirrte, daß die Handelsrouten ihr wieder sicher waren. Daß die Königin Salomo Gewürze, Weihrauch und Myrrhe schenkte, besiegelte wahrscheinlich den Handel. Der Wert dieser Harze läßt sich an einer Stelle im *Hohelied Salomos* ablesen *(3:6)*: »Wer ist sie, die da aus der Steppe heraufsteigt in Säulen von Rauch, umwölkt von Myrrhe und Weihrauch, von allen Wohlgerüchen der Händler?«

Die Setzlinge, die die Königin Salomo überließ, bildeten offenbar den Grundstock für jene Gärten, die zur Zeit der Unterdrückung der Juden durch Titus Vespasian im Jahre 70 n. Chr. immer noch kommerziell genutzt wurden. Als die Kreuzfahrer im 11. Jahrhundert nach Palästina kamen, war jedoch keine Spur der Gärten mehr vorhanden. Im übrigen soll auch Salomo der Königin etwas hinterlassen haben, denn der Verbindung entsprang angeblich ein Sohn.

Der berühmteste Hinweis auf Weihrauch und Myrrhe in der Heiligen Schrift ist sicher die Szene, in der diese Gaben zusammen mit Gold dem Jesuskind überreicht werden. Man nimmt an, daß es sich bei den drei weisen Königen, die diese unschätzbar wertvollen Geschenke überbrachten, um zoroastrische Priester-Astrologen aus Babylon handelte.[20] Sie waren nach Bethlehem gereist, weil die astrologische Konstellation für die Erfüllung einer alttestamentarischen Prophezeiung vorlag, die von der Geburt eines großen Führers sprach (*Micha 5:2*). Ihr Geschenk – die in der Antike am höchsten verehrten Güter – war zweifellos die größte Huldigung, die man einem König erweisen konnte.

»Als sie den Stern sahen, wurden sie von großer Freude erfüllt. Sie gingen in das Haus und sahen das Kind und Maria, seine Mutter; da fielen sie nieder und huldigten ihm. Dann holten sie ihre Schätze hervor und brachten Gold, Weihrauch und Myrrhe als Gaben dar.« (*Matthäus 2:10 und 11*)

Der christlichen Überlieferung zufolge kamen diese drei Könige aus Südarabien, und es ist möglich, daß die drei Geschenke aus den drei auf der arabischen Halbinsel heimischen Gewürzen bestanden: Weihrauch, Myrrhe und – Balsam, der genauso buchstabiert wurde wie der arabische Begriff für »Gold«, nämlich *dhb*, und auch eine Art Räucherwerk war.[21]

Die biblische Myrrhe war vermutlich der aus V. oder C. *Opobalsamum* hergestellte *Mekkabalsam*, während es sich bei den in der Bibel oft erwähnten »Staktetropfen« wahrscheinlich eine andere Myrrhenform handelte. Es ist jedoch schwierig, diese heute genau zu identifizieren. Myrrhe soll zu den Zutaten der Salbe gehört haben, mit der Maria Magdalena die Füße Jesu salbte. Das Salben der Füße und der Kleidung von Gästen war tatsächlich ein altehrwürdiger Brauch. Es scheint, daß andere Anwesende etwas gegen Maria Magdalenas Vorgehen hatten, aber Jesus erklärte, daß sie ihn für ein Begräbnis gesalbt hätte.

Myrrhe wurde von den Hebräern als Symbol für Leid und Tod betrachtet und oft zur Salbung von Toten benutzt. Vermischt mit Wein wurde sie Jesus am Kreuz gereicht (*Markus 15:23*). Nachdem der Leichnam Jesu vom Kreuze genommen worden war, salbte Nikodemus den Körper Christi mit wohlriechenden Gewürzen, nämlich Myrrhe und Aloe; erstere wurde auch zur Reinigung benutzt. Maria Magdalena und andere Frauen erwiesen Jesus einen letzten Dienst, indem sie seinen Körper in weißes Leinen hüllten und mit Kräutern und Gewürzen einbalsamierten.

Viele christliche Märtyrer wurden vor ihrer Bestattung mit Myrrhe gesalbt. Der Brauch, einen Leichnam mit Salben und Gewürzen zu begraben, geht auf die frühesten Zeiten des Christentums zurück und ist möglicherweise für den »göttlichen« Duft verantwortlich, von dem so oft die Rede ist, wenn in den folgenden Jahrhunderten die Gräber von Heiligen geöffnet wurden.

Anders als die Griechen und Römer glaubten die Christen nicht, daß der Tod das Ende sei, und ihre Bestattungsrituale gingen mit einem Gefühl der Freude einher. Bei Begräbnisprozessionen verbrannte man Weihrauch; Olivenzweige und Palmwedel ersetzten die düstere Zypresse. Christliche Beerdigungsprozessionen feierten einen Sieg, nicht eine Niederlage. Wenn die Körper von Heiligen zu würdigeren Ruhestätten transferiert wurden, nahm die Überführung die Form einer Prozession mit Gesängen und Fackeln, Räucherwerk und Wohlgerüchen an.

Die Kirche benutzte Räucherwerk, damit die Sünden – von Lebenden oder Toten – vergeben wurden. Im Verlauf der Zeremonie wurden Gott Räucherwerk und Gebete dargebracht. Man nahm an, Räucherwerk könne auch Menschen wieder gesund machen, weil es Dämonen vertreibe. Diese Vorstellung stammte von der frühchaldäischen und -babylonischen Überzeugung, daß Krankheiten von einer feindseligen Wesenheit verursacht werden.

Die Vorliebe der Griechen für Duftstoffe wurde dadurch beeinflußt, daß sie sehr gutes Wasser, ein angenehmes Klima und eine liebliche Landschaft besaßen. Orangen, Wein und Olivenbäume begünstigten die zarteren Blütendüfte. Die Griechen waren jedoch auch von den exotischeren Düften der alten Ägypter beeinflußt, denn deren Heilkunde und Kultur hatten lange Zeit den ganzen Orient inspiriert. Schätzungsweise rund 3000 Tonnen Weihrauch wurden zur Zeit Christi jährlich von Südarabien nach Griechenland und Rom exportiert.

In Griechenland durchdrang die Religion alle Aspekte des persönlichen und gesellschaftlichen Lebens. Überall fanden sich Altäre: In weltlichen öffentlichen Gebäuden, an Versammlungsstätten, in Tempeln, an den Stadttoren sowie in der freien Natur an heiligen Plätzen. In den frühesten Zeiten wurden den Göttern Tiere geopfert, aber um 400 v. Chr. ersetzte man diese zum größten Teil durch Räucherwerk. Allerdings ist schon in Homers *Odyssee* (ca. 850 v. Chr.) von einem Rauchopferaltar im Tempel der Aphrodite in Paphos auf Zypern die Rede.

Man nimmt an, daß Reisende nach Persien und Kleinasien die griechische »Räucherkultur« beeinflußten. Euripides nennt 400 v. Chr. »Surya« – Syrien? – als Herkunftsland des Weihrauchs.

Etwa zur gleichen Zeit schrieb Sophokles in seinem *Oedipus Tyrannus*: »Was sitzt Ihr dort, wo doch die ganze Stadt den Rauch des Weihrauchs dünstet?« Bei den griechischen Opferzeremonien trug oft eine Jungfrau den Weihrauch in einem flachen runden Korb auf dem Kopf. Die Griechen gaben dem Weihrauch auch in einer ihrer Komödien einen

Platz. In einer Szene ärgern Vögel die andächtig Betenden dadurch, daß sie den Rauch des Weihrauchs mit ihren Flügeln fortwedeln und so verhindern, daß er die Götter erreicht.

Ein Großteil unseres Wissens über die antike Verwendung von Räuchersubstanzen stammt von den Schriften griechischer Philosophen und Botaniker wie etwa Theophrast, der berichtet, daß Weihrauch im Land der Sabäer hergestellt wurde, einer aktiven Handelsnation der Antike, die das Südufer Arabiens innehatte. Plutarch berichtet, nach der Eroberung Gazas durch den mazedonisch-griechischen Feldherrn Alexander den Großen seien 500 Talente Weihrauch und 100 Talente Myrrhe beschlagnahmt und nach Mazedonien geschickt worden.

Eine griechische Inschrift aus dem 3. Jahrhundert v. Chr. auf den Ruinen des Apollotempels in Milet erinnert an das Geschenk, das Seleukos II., der König von Syrien (246–227 v. Chr.), und sein Bruder Antiochus Hireax, König von Kilikien, dem Heiligtum machten. Es bestand aus zwei Schiffen mit Gold und Silber, 10 Talenten Weihrauch und einem Talent Myrrhe.[22] Räucherwerkgeschenke waren eine weitverbreitete Methode, einer Freundschaft Hochachtung zu bezeigen. Auch die Bärte der Gäste, die ein Festgelage besuchten, wurden mit Weihrauch parfümiert, oder das Harz wurde auf heißen Kohlen verbrannt. Einige Hinweise bei Theophrast lassen darauf schließen, daß die Griechen Myrrhe auch allein als Räuchermittel verbrannten.

Das Schiff ersetzte schließlich das Kamel als wichtigstes Beförderungsmittel, und die Blütezeit der Stadt Petra, des Hauptumschlagplatzes für Räucherwerk, war vorbei. Ein Großteil des Handels von Südarabien nach Ägypten wurde nun über das Rote Meer abgewickelt. Unter dem römischen Kaiser Trajan (98 bis 117 n. Chr.) wurde Petra zu einem Teil des Römischen Reiches. Plünderungen durch die Römer gehörten nun zum Alltag, und große Mengen Räucherwerk wurden aus der Stadt geschafft.

Als Rom auf dem Höhepunkt seiner Macht stand, wurden Aromata verschwenderisch verwendet, auch wenn ein Edikt von 188 v. Chr. jedem verbot, parfümierte Salben und Räucherwerk zu verkaufen. Dies änderte sich natürlich. Man schätzt, daß bis etwa 23 v. Chr. mindestens 1300 bis 1700 Tonnen Weihrauch in 7000 bis 10 000 Kamelladungen jährlich ins Römische Reich geschafft wurden. Im darauffolgenden Jahrhundert nahm diese Menge noch zu.

Das Römische Reich erstreckte sich über Südeuropa, Großbritannien, Ägypten und den Mittleren Osten. Die Römer besaßen das Geschick, sich die Vorstellungen anderer Völker anzueignen, und mit Hilfe ihres ausgeprägten Organisationstalents machten sie die Heilkunde und die Parfümerie zu einer hochentwickelten Kunst. Viele ihrer Ideen über Hygiene, Gesundheit und Aromata waren von den Griechen und Ägyptern übernommen.

Duftstoffe wurden verwendet, um den Gestank der toten Tiere bei den berühmten Spielen in den Arenen zu überlagern. Große Amphitheater, z. B. das Kolosseum in Rom, wurden zur Unterhaltung der Plebejer erbaut, die, so dachte man, immer nur amüsiert werden wollten. Da das Abschlachten von Menschen und Tieren oft enorme Ausmaße erreichte, muß der Gestank des Blutes, zumal in der heißen Sonne, ziemlich stechend gewesen sein. In den Pausen wurden daher große flache Kohlenpfannen mit Räucherwerk entzündet, dessen Duft sich über die dankbare Menge legte. Das römische Bewässerungssystem war schlicht beeindruckend; rund 135 Millionen Liter Wasser wurden von den Aquädukten täglich in die Stadt gepumpt. Dadurch konnte ein kompliziertes Berieselungssystem konstruiert werden, bei dem duftendes Wasser über die Zuschauer gesprüht wurde.

Genauso wie andere Staaten benutzten auch die Römer Räucherwerk zu kultischen Zwecken. Weihrauch, die häufigste Zutat – von Virgil als »mascula thura« bezeichnet – wurde in den Tempeln auf einem kleinen Altar über heiße Kohlen gestreut. Die Verwendung von Weihrauch und Myrrhe war jedoch nicht auf religiöse Zeremonien beschränkt. Sie kamen auch bei feierlichen profanen Anlässen und im häuslichen Leben zum Einsatz. »Meine Myrrhe, mein Zimt« waren Koseworte. Plutarch erwähnt sogar, daß eine aus Weihrauch und anderen Harzen bestehende Stierstatue dem Gewinner eines Pferderennens als Preis überreicht wurde!

Die frühen Römer begruben ihre Toten, aber aufgrund des griechischen Einflusses verbrannte man später die Körper unter einem Stapel duftender Hölzer und Harze. Bei der Bestattung wichtiger Patrizier (dem römischen Adel) wurden große Mengen Räucherwerk und Gewürze – hauptsächlich Weihrauch und Zimt – auf die Scheiterhaufen gelegt. Kaiser Nero (54 bis 68 n. Chr.) und seine Frau Poppäa waren begeisterte Konsumenten von Parfüm und Kosmetika. Sueton zufolge verbrannte Nero bei der Bestattung Poppäas mehr

Räucherwerk, als Arabien in zehn Jahren produzieren konnte. Im Gegensatz zur üblichen Praxis wurde Poppäa nicht den Flammen übergeben, sondern nach Art der Ägypter einbalsamiert.

Plinius kommentiert die in Rom verwendeten riesigen Weihrauchmengen, die nach seinem Tod noch beträchtlich zunahmen – so sehr, daß sie vielleicht mit zum Niedergang der römischen Wirtschaft beigetragen haben, denn Rom war kein Produktionsland, und seine Exporte waren im Vergleich zu den Importen sehr gering.

Nach Oktavian (ca. 63 v. bis 14 n. Chr.) war es üblich, die römischen Kaiser zu Göttern zu erheben. Im Verlauf der entsprechenden Zeremonie verbrannte man vor der Statue des herrschenden Kaisers Räucherwerk, als wäre er schon ein Gott.

Unter der Herrschaft Justinians wurden ca. 527 n. Chr. Luxusgüter mit einer 25%igen Importsteuer belegt; Weihrauch und schwarzer Pfeffer wurden jedoch ausgenommen, denn sie galten als lebensnotwendiger Bedarf.

Der Wert des Weihrauchs beruhte auf seiner Verwendung im Alltag und in der Religion, während Myrrhe im allgemeinen von Apothekern zur Herstellung von Salben, Parfüms und Arzneien gekauft wurde. Es gibt Hinweise darauf, daß Myrrhe in der römischen Küche zuweilen als Gewürz für appetitanregende Speisen verwendet wurde. *(Dies ist durchaus denkbar, denn Myrrhe ist so bitter, daß geringe Mengen in der Nahrung die Gallenproduktion anregen und so den Verdauungstrakt auf die wahrscheinlich folgenden schweren Speisen vorbereiten.)* Myrrhe wurde auch Wein beigegeben, damit er leicht herb wurde.

Der römische Schriftsteller Plinius stellte eine Übersicht über die Preise zusammen, die für häufig importierte Gewürze verlangt wurden. Die Zahlen sind interessant, weil sie einen Hinweis auf das sehr ausgedehnte Handelsnetz nach Indien und eventuell noch weiter geben.

	Denar pro Pfund
Weihrauch 1. Güte	6
Weihrauch 2. Güte	5
Weihrauch 3. Güte	3
Myrrhe in Tropfenform (Stakte)	3,5
Myrrhe von den Troglodyten	16,5
Eriträisch	16
parfümiert	12
von Kulturpflanzen	15
Zimt	300
Pfeffer, schwarz	4
Ingwer	6
Narde	100

Der Gesamtpreis einer Kamelladung Weihrauch bis zur Ankunft in Rom soll 688 Denar betragen haben. Zu Plinius' Zeiten wurden 1300 bis 1700 Tonnen Weihrauch ins Römische Reich importiert. Davon ausgehend hat man hochgerechnet, daß die Gesamtproduktion Arabiens bei rund 2500 bis 3000 Tonnen jährlich lag. Es ist bekannt, daß der an den Bäumen betriebene Raubbau die Ursache dafür ist, daß sie aus vielen Landstrichen Südarabiens verschwanden. Die traditionelle Verwendung von Weihrauchholz zum Kochen und für Lagerfeuer verschlimmerte diese Situation weiter.

Bis zur Zeit Kaiser Konstantins um 312 n. Chr. wurde Weihrauch in Rom reichlich verwendet. In Vignolis *Liber Pontificalis,* Rom 1724–55, ist festgehalten, daß Konstantin dem Bischof von Rom kostbare Gefäße, duftende Arzneien und

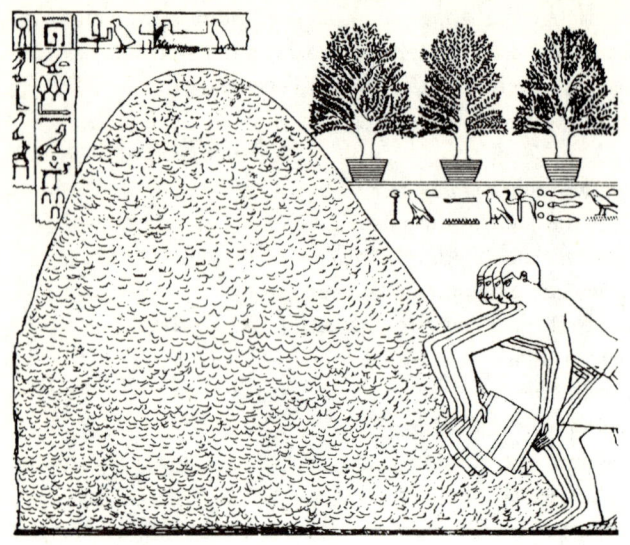

Gewürze sowie Weihrauch schenkte. Die Verwendung von
Weihrauch nahm jedoch stark ab, als die Römer sich zum
Christentum bekehrten und im 4. Jahrhundert heidnische
Praktiken verboten. Es ist zweifelhaft, ob der Überlandhan-
del mit Räucherwerk das 4. Jahrhundert überlebte; der See-
handel stagnierte auf einem niedrigeren Niveau. Etwa im
6. Jahrhundert wurde die Weihrauchstraße wieder benutzt,
aber die Nachfrage nach den wertvollen Harzen war nicht
mehr so groß wie früher.

Als einer der ersten Europäer nach der Antike besuchte der berühmte Reisende Marco Polo Arabien. Er berichtet, daß er »eine große Menge weißen Weihrauch bester Qualität (gesehen habe), der tropfenweise aus einem bestimmten kleinen Baum austritt, der der Tanne gleicht«.[23] Obwohl Weihrauch weiterhin mit quasi religiöser Ehrfurcht betrachtet wurde, ging seine Verwendung in Ritualen nach dem Auftauchen des Islam 622 n. Chr. zurück. Es war jetzt verboten, ihn bei Bestattungsritualen zu verbrennen.[24]

Alte Bräuche sind jedoch kaum auszurotten. Südarabienreisende des letzten Jahrhunderts beschreiben, daß sie nach einem Todesfall Rezitationen aus dem Koran und das Einräuchern mit Weihrauch erlebten, und zwar an drei aufeinanderfolgenden Abenden zwischen der Zeit des Gebets bei Sonnenuntergang und dem Abendgebet. Außerdem wurde Weihrauch verbrannt, wenn ein Gelübde abgelegt wurde; zu den Gewürzen, die bei Hochzeitszeremonien verwendet wurden, gehörte er jedoch nicht. Auch die jemenitischen Juden verbrannten bei Bestattungen reichlich Weihrauch. Weihrauch und Basilikum wurden zwischen die Falten der Tücher gelegt, in die man den Leichnam einwickelte.[25]

Weihrauch und Myrrhe sind auf der arabischen Halbinsel natürlich immer noch geschätzte Handelsartikel, so daß der Duft nach Räucherwerk in Jemen und Oman zum Alltag gehört. Räuchergefäße finden sich oft an öffentlichen Eßplätzen, und vor allem Weihrauch ist Bestandteil fast jeden Haushalts. In Oman ist es üblich, am Ende einer Mahlzeit um ein Räuchergefäß herumzugehen, an dem die Männer einatmen und den duftenden Rauch in ihre Schnauz- und Vollbärte schicken. Vor Moscheen sind Behältnisse aufgestellt, in die die Besucher Räucherwerk geben können; und in einer jemenitischen Satire klagt eine Moschee, sie hätte seit langer Zeit keine Räuchergaben (*buhur*) mehr erhalten.[26]

Zu Beginn dieses Jahrhunderts berichteten Südarabienreisende, daß die Weihrauchbäume dem *Qara*-Stamm gehören, daß dieser aber anderen Stämmen die Erlaubnis gibt, das entsprechende Harz gegen die Hälfte des Werts der Ernte einzusammeln. Die südarabische Küste wird auch von Trupps von Somaliern besucht, die die Araber für das Privileg, Weihrauch sammeln zu dürfen, bezahlen.

Die erste wissenschaftliche Mustersammlung arabischen Weihrauchs wurde 1846 von Dr. H. J. Carter angelegt. Er war Chirurg auf der H.M.S. *Palinurus*, einem Inspektionsschiff der Ostindien-Gesellschaft, das die südarabische Küste überwachte.[27] Carter untersuchte zunächst den Zweig einer Weihrauchbaumart, die man für eine Entsprechung der indischen Art *Boswellia serrata* hielt; spätere Studien zeigten jedoch, daß es sich auch um *B. sacra* gehandelt haben könnte. Dies wurde angezweifelt, und der ursprünglich von Carter gefundene Baum nach ihm *B. carterii* genannt. Noch später nahm man an, der von Carter untersuchte Baum sei somalischer Herkunft. Dieses Beispiel zeigt, wie viele Weihrauchbaumarten es gibt und wie schwierig es ist, sie zu unterscheiden.

Zu Beginn dieses Jahrhunderts verkaufte ein normaler Großhändler 20 bis 30 Tonnen Weihrauch jährlich. Eine Zeitlang war das kommerzielle Handelszentrum für Räucherharze Aden. 1913 wurden 140 Tonnen und 1920 250 Tonnen Weihrauch gehandelt; 1975 waren es 300 Tonnen Weihrauch und 70 Tonnen Myrrhe.[28]

Weihrauch – Botanik und Habitat

Weihrauch bzw. Olibanum, wie es handelsüblich heißt, gehört zur Familie der *Burseraceae*. Diese Familie wird in viele verschiedene Arten unterteilt, von denen etwa 12 zu *Boswellia* gehören, der lateinischen Bezeichnung für die Arten, die Weihrauch liefern. Über 25 verschiedene *Boswellia*-Arten sind registriert, und viele Arten und Unterarten sind im Lauf der Geschichte wegen ihres Öl-Gummi-Harzes kommerziell genutzt worden. *Boswellia*-Arten wachsen in einem breiten geographischen Bereich, der von Ostafrika über Saudi-Arabien bis zum indischen Subkontinent reicht.

Auch heute noch ist die genaue Identifikation verschiedener Weihrauch- und Myrrhenbaumarten unter Botanikern umstritten. Dies ist nicht weiter überraschend, denn wildwachsende Pflanzen weisen oft ein breites Merkmalsspektrum auf. Diese natürliche genetische Verschiedenheit entwickelte sich über Millionen Jahre. Die große genetische Mannigfaltigkeit macht dem Taxonomen, der versucht, Pflanzen zu klassifizieren, das Leben schwer und führt unvermeidlich zu Diskussionen. Auf der Insel Sokotra z. B. haben botanische Expeditionen sechs *Boswellia*-Arten identifiziert: *B. ameero*, *B. elongata*, *B. javanica*, *B. nana* und *B. popoviana*. Dies zeigt, wie unterschiedlich die Gattung schon auf einem relativ kleinen Gebiet ist.

Viele Autoren haben behauptet, die beste Weihrauchqualität würde erst in Höhen über 600 m wachsen, aber de facto stammt das Harz aus vielen Zonen. Auch was jeweils unter

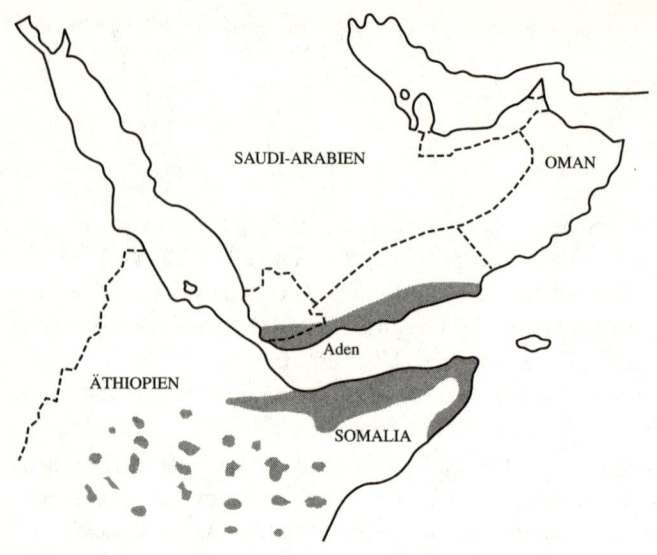

Hauptanbaugebiete der Weihrauch- und Myrrhenproduktion

Qualität verstanden wird, ist nicht eindeutig; die Beurteilung ist oft subjektiv und weitgehend abhängig von kulturellen Faktoren oder dem Verwendungszweck des Produkts. Schon die antiken Zivilisationen erkannten jedenfalls, daß der Ertrag wildwachsender Bäume durch die Umpflanzung in andere Anbaugebiete verbessert werden kann.

Manche Weihrauchbäume besitzen den Beschreibungen zufolge fein geschnittene, jedes Jahr abfallende Blätter, weiße oder schwach rosafarbene Blüten und etwa 2 cm lange, birnenförmige Früchte. Es gibt jedoch so viele signifikant unterschiedliche Weihrauchbaumarten, daß es extrem schwierig ist, die Angaben zu ihrem Aussehen zu verallgemeinern.

Aufgrund der verschiedenen Arten und ihrer unterschiedlichen chemischen Zusammensetzung kann die Verwendung botanischer Artnamen für die aus ihnen hergestellten ätherischen Öle sehr irreführend sein. Nachfolgend einige der verschiedenen Arten, die Weihrauch liefern:

Boswellia carterii und *Boswellia frereana* sind in Nordostafrika im Bereich des Roten Meeres heimisch; Hauptanbaugebiete sind Äthiopien, Somalia und Oman.

Boswellia neglecta kommt in Kenia und Indien vor.

Boswellia serrata ist auf dem indischen Subkontinent weit verbreitet.

Boswellia thurifera wächst in Somalia und wird viel in Indien angebaut, wo zu Räucherzwecken ein weiches Harz gewonnen wird.

Boswellia papyrifera ist größer als die anderen Weihrauchbäume und wächst an vielen Orten in Äthiopien, dem Sudan und Ostafrika. Die Äthiopier behaupten, daß ihr Baum der wahre Ursprung des antiken Weihrauchs war; tatsächlich jedoch scheinen die Harze in einem viel größeren Gebiet gesammelt worden zu sein. Den antiken Autoren war mit Sicherheit klar, daß es verschiedene Arten von Weihrauch- und Myrrhenbäumen gab.

Manche Weihrauchbäume in Nordostafrika und Südarabien wachsen gerne auf felsigen Berghängen ohne Bodenkrume, während andere geschützte Wüstenschluchten bevorzugen. In Somalia wachsen einige Arten vor allem in Tälern und auf den unteren Zonen von Hügeln im Landesinnern und scheinen keine Küstenluft zu mögen. Andere klammern sich an die schroffen Kalksteinklippen.

Die somalischen Völker bezeichnen die verschiedenen *Boswellia*-Arten wie folgt:

Mohr meddu ist der lokale Name für eine Art, die *Luban Bedowi* bzw. *beyo olibanum* ergibt. Der Baum wird als 3–4 m hoch beschrieben, mit wenigen Ästen. Er ist im nördlichen Teil des Landes heimisch, wo er auf Kalksteinlagen in Höhen bis ca. 1500 m wächst.

Maghrayt d'shee-haz wird eine Küstenart genannt.

Murlo lautet die lokale Bezeichnung für die Art, die für *Boswellia neglecta* gehalten wird. Der Baum wird 5–6 m hoch, liefert aber wenig Harz, das mit anderen Harzen vermischt wird.

Yagaar ist der Terminus für *Boswellia frereana* und liefert ein Harz, das als *Luban Meyeti* bekannt ist. Die Art wird bis 8 m hoch und klammert sich mit Hilfe einer knolligen Basis, die viele feine Wurzeln tief in die Risse im Gestein schickt, oft an Felswände.

Die Arabienforscherin dieses Jahrhunderts, Freya Stark, fand Weihrauchbäume in den Tälern der Gegend von Hadramaut. Ein offizieller Bericht führte 1949 elf Häfen zwischen Hadramaut im Osten und Quihn im Westen auf, von denen aus Weihrauch exportiert wurde.

Leider wird mit dem arabischen Terminus *luban* oft sowohl das Harz von Weihrauch- als auch das von Myrrhenbäumen bezeichnet. Die lokale Terminologie für die verschiedenen Baumarten hat sich natürlich im Lauf der Jahrtausende entwickelt und macht die exakte Herkunft der verschiedenen kommerziell gehandelten Harzarten auch heute noch nicht hundertprozentig sicher. All dies gehört zu der Geheimhaltung, mit deren Hilfe diese traditionelle Einkommensquelle so undurchsichtig wie möglich bleiben sollte. Es gibt noch viele andere lokale Namen für die Bäume, die Weihrauch bzw. Myrrhe liefern. Die Bezeichnungen ändern sich in diesem riesigen geographischen Bereich natürlich von Ort zu Ort, und ein und derselbe Terminus kann für mehrere botanisch verschiedene Arten verwendet werden.

Oman

In Oman wachsen die Bäume im allgemeinen in kleinen verstreuten Gruppen in trockenen Wasserläufen, die sich tief in die Felsen eingegraben haben. Die Bäume sind klein und verkrüppelt und haben eine Krone, deren Äste stark verdreht sind. Da die Rinde sich in feinen dünnen Schichten wie bei Papierrindenbäumen abschält, wirkt der Baum immer etwas ramponiert. Die verschiedenen Weihrauchharzqualitäten werden anhand der traditionellen Methoden Geruch, Aussehen, Kenntnis des Erntegebietes beurteilt. Im Verlauf der Jahrtausende haben die Weihrauchhändler in den Häfen ein enormes traditionelles Wissen angesammelt, das ausschließlich mündlich von Generation zu Generation weitergegeben wird. Aufgrund ihrer ungeheuren Sachkenntnis können sie – genauso wie ein Weinkenner – genau sagen, woher eine bestimmte Partie Harz stammt und ob der für die angebotene Ware geforderte Preis gerechtfertigt ist.

In Indien ist die wichtigste Art *Boswellia serrata* mit verschiedenen Unterarten. Sie ist lokal als *Salai* bekannt und botanisch und chemisch von ihren afrikanischen Vettern stark verschieden. Die Bäume finden sich vor allem im Vindhya- und Satpura-Bergland in Madhya-Pradesh, im Aravalli-Bergland in Rajasthan und Gujarat sowie in Zentral-Andhra-Pradesh. Das Sammeln des Harzes ist nicht so weit verbreitet und konzentriert sich hauptsächlich auf Rajasthan und Madhya-Pradesh. Die Bäume werden vor allem zur Produktion von Zeitungspapier verwendet. Die *Serrata*-Arten sollen durchschnittlich ein Kilo Harz pro Baum liefern. Sobald das Harz getrocknet ist, wird es in etwa fünf verschiedene Qualitäten eingeteilt, wobei die langen grünlichen »Tränen« als die besten gelten. Haupthandelszentrum ist Bombay, und vor ein paar Jahren lag der jährliche Umschlag bei 800 bis 1000 Tonnen.

Boswellia-serrata-Harz hat einen 16%igen Anteil an ätherischem Öl, das durch Dampfdestillation extrahiert wird. Es ist hellgelblich und besitzt einen mild balsamischen, angenehmen Duft. Charakteristisch für die indischen Gummiharze ist eine leicht kampferartige Note. Nach den ersten beiden Gütegraden herrscht auf dem internationalen Markt rege Nachfrage, und sie werden fast vollständig exportiert. Die übrigen Qualitäten werden auf dem inländischen Markt an die Hersteller von Räuchermischungen, Ölen und Arzneien verkauft. Auch nach nichtklassifiziertem Material, das als braunes harziges Produkt verkauft wird, besteht eine gute Nachfrage.

Manche Länder ziehen den Duft von *Serrata*-Ölen dem von *carterii* (und ähnlichen Arten) vor, während andere *serrata* als minderwertiger betrachten; im Grunde sind solche Vorlieben sehr subjektive, traditionsbedingte Beurteilungen. Es heißt jedoch, daß das in einem Räuchergefäß verbrannte ganze Harz wie »verbrannter Gummi« riecht.

Zur Zeit scheint Weihrauch vor allem aus drei Ländern zu kommen: Eritrea, Somalia und Indien. Durch Kriege und Dürren am Horn von Afrika können sich wichtige Bezugsquellen jedoch schnell verändern und Arten kommerziell genutzt werden, die normalerweise nicht gehandelt werden.

Ernte

Obwohl das Rindenexsudat die wichtigste Quelle für das Öl darstellt, wird der milchige Saft, der das flüchtige Öl enthält, genaugenommen auch über die Blätter und Blüten verteilt. Die Blätter einiger Arten sind mit Drüsen bedeckt, die ein Öl enthalten, das wahrscheinlich zum Schutzsystem des Baumes gegen Überhitzung gehört. Das flüchtige Öl verdunstet durch die Sonnenhitze und leitet die Hitze ab, so daß die empfindlichen Teile des Baumes gekühlt werden.

Das Harz tritt entweder als natürliches Exsudat aus der Rinde aus oder wird – was üblicher ist – gewonnen, indem man die Rinde vorsichtig anritzt oder abbricht, um an die verborgenen Gänge zu kommen, in denen das milchigweiße, flüssige Harz gespeichert ist. Dieses sickert langsam aus und bildet weiche Tropfen, die an der Sonne zu gelblichen »Tränen« trocknen. Sie werden abgeschabt und in Körben gesammelt; das minderwertigere Harz, das den Stamm hinuntergelaufen ist, wird separat gesammelt. Die unbearbeiteten Harze sind oft grau oder weißlich und ziemlich brüchig. Das Harz besitzt im Rohzustand einen balsamischen Duft und einen aromatischen, leicht bitteren Geschmack. Wenn man es kaut, wird es zu einer weichen, formbaren Masse.

In Oman wird zweimal jährlich geerntet, im Frühling und im Herbst. Dies muß genau eingehalten werden, denn die Bäume können sterben, wenn sie durch Raubbau zuviel Feuchtigkeit verlieren.

Da die Bäume das Einkommen der ortsansässigen Stämme seit Tausenden von Jahren sicherstellen, tun diese ihr möglichstes, um die Bäume zu schützen. Die qualitativ hochwertigsten Harze sollen aus dem Bergland kommen, wo die Sammler in der Erntesaison in den dort vorhandenen Höhlen kampieren. Obwohl Jeeps im Mittleren Osten Kamele weitgehend ersetzt haben, werden diese immer noch zum Transport des Harzes von entlegenen Sammelgebieten zu den Häfen, z. B. Aden, eingesetzt; von dort wird das Harz in die ganze Welt verschifft.

Zu Duftzwecken wird Weihrauch vor allem in Räuchergefäßen verbrannt. Dafür wird weltweit viel Harz verbraucht. Die Parfümerie verwendet verschiedene Olibanum-Qualitäten, die durch unterschiedliche Lösungsmittel und diverse Methoden zur Reinigung des unbearbeiteten Harzes entstehen. Diese Extrakte werden als Fixative, zur Modifizierung der frischen Noten von Zitrus-Eaux-de-Cologne, Parfüms mit »orientalischer« Note und Männerparfüms verwendet.

Ölgummiharze besitzen noch weitere nützliche Eigenschaften und werden vielseitig eingesetzt. In Indien stellt man aus Olibanumharz schnelltrocknende Holzlacke her; mit dem Harz von *Boswelli-glabra*-Arten wurden Schiffsböden verpecht, denn es war extrem resistent gegen Wasser und schützte nach dem Hartwerden das Holz vor Meeresholzbohrern (einer Insektenart).

Das Weihrauch-Exsudat – bzw. die »Tränen« – besteht aus 60–70% Harz, 27–35% Gummi und 5–7% ätherischem Öl; dieses Mischungsverhältnis ist im Handel als Ölgummiharz bekannt. Weihrauch besteht also aus drei verschiedenen Substanzen. Das im Harz gebundene ätherische Öl dürfte nur in Alkohol löslich sein (oder von dem Harz mittels Destillation getrennt werden können). Der Gummianteil dürfte nur in Wasser löslich sein. In der Praxis löst Weihrauchharz sich jedoch vollständig in 90%igem Äthylalkohol auf, denn dieser enthält gerade soviel Wasser, daß sich fast alles auflöst.

Die im Handel erhältlichen Harze sind meist Mischungen verschiedener Weihrauch-Unterarten. Daher kann die chemische Zusammensetzung der aus dem Harz extrahierten ätherischen Öle sehr unterschiedlich sein. In den diversen Olibanumharzen sind über 200 verschiedene natürliche chemische Stoffe identifiziert worden. Trotz dieser chemischen Unterschiedlichkeit besitzen die meisten Weihrauchöle einen charakteristischen Duft. Extrakte, deren chemische Hauptbestandteile stark variieren, weisen dennoch oft einen ähnlichen Duft auf. Dies liegt zum Teil daran, daß die für den charakteristischen Duft eines ätherischen Öls verantwortlichen Moleküle häufig nur ein paar Vertreter pro Milliarde Moleküle stellen. Mit anderen Worten: Ein winziger Teil der Gesamtzusammensetzung ist für den vertrauten Duft verantwortlich. Die nur in Spuren vorhandenen Duftmoleküle sind oft so stark, daß sie die 99,99% anderen natürlichen chemischen Stoffe in puncto Duft in den Schatten stellen; es kann auch sein, daß sie sich mit anderen chemischen Stoffen vermischen, so daß eine

»synergistische« Wirkung hervorgerufen wird, die jedem Extrakt (auch dem unterschiedlicher Ernten vom selben Standort) einen etwas anderen Duft verleiht.

Die Feststellung der exakten chemischen Zusammensetzung von Weihrauchharz-Extrakten ist auch deshalb problematisch, weil die chemische Zusammensetzung der aromatischen Extrakte von wildwachsenden Pflanzen stark schwankt. Weihrauch wird meist von wildwachsenden Bäumen gewonnen. Die jeweils unterschiedliche chemische Zusammensetzung ist Teil der natürlichen genetischen Unterschiedlichkeit, die oft verlorengeht, sobald die Pflanzen kultiviert werden; sie trägt aber dazu bei, daß Pflanzenarten Millionen von Jahren überleben, denn auch wenn einander ähnliche Arten durch Krankheit vernichtet werden, können andere Arten, die etwas andere Gene besitzen, überleben.

Sobald Pflanzen kultiviert werden, erhält man Extrakte mit annähernd gleicher chemischer Zusammensetzung. Ein gutes Beispiel dafür ist das Teebaumöl. Der größte Teil des Öls stammt heute von Anpflanzungen, wo die verwendeten Kulturvarietäten immer ätherische Öle gleichbleibender Qualität mit verläßlichen therapeutischen Eigenschaften liefern. Auf die chemische Zusammensetzung der Öle von wildwachsenden Bäumen wird man sich nie 100%ig verlassen können, weil ein Baum, der nur ein paar Meter von einem Artgenossen entfernt steht, ein völlig anderes chemisches Profil hat. Wenn das Produkt nur wegen des Dufts verwendet werden soll, ist diese chemische Unterschiedlichkeit nicht so wichtig, aber für die therapeutische Verwendung kann die chemische Zusammensetzung entscheidend sein. Wenn Sie z. B. mit Weihrauch eine antibakterielle Wirkung erzielen wollen, können Sie nie sicher sein, daß sie auch eintrifft. Im allgemeinen weiß man nämlich nicht, ob die für diese Wirkung verantwortlichen Moleküle in dem verwendeten Öl vorhanden sind oder nicht.

Forschungen mit Hilfe der Dünnschichtchromatographie (einer Methode zur Ermittlung der chemischen Zusammensetzung einer Substanz) haben im Hinblick auf die Bestimmung der unterschiedlichen botanischen und geographischen Herkunft von *Boswellia*-Harzen zu vielversprechenden Ergebnissen geführt.[29]

Im Handel ist Öl aus Eritrea an ca. 52% Oktylacetat zu erkennen, während Öl aus Aden an einem α-Pinen-Gehalt von rund 43% erkennbar ist. Die chemische Zusammensetzung der Weihraucharten *Boswellia carterii* und *Boswellia frereana* aus Somalia weist die folgenden Unterschiede auf:[30]

Boswellia a carterii (Bejo)	Boswellia frereana (Maidi)
α-Thujen 19%	α-Thujen 10%
α-Pinen 7%	α-Pinen 0,7%
Sabinen 9%	Sabinen 3%
p-Cymen 3,5%	p-Cymen 4%
Limonen 8%	Limonen 3,5%
β-Caryophyllen 5%	β-Caryophyllen 0,4%
α-Muurolen 7%	α-Muurolen 0,6%
Caryophyllenoxid 3,5%	Caryophyllenoxid 0,2%
unbek. Bestandteile 0,5%	unbek. Bestandteile 26%

Westafrikanisches Olibanum stammt hauptsächlich von *Boswellia neglecta* und *Commiphora africana*. Diese Arten haben meist einen hohen α-Pinen-Gehalt, der bei durchschnittlich 20–65% liegt; der Rest setzt sich aus kleinen Mengen der chemischen Stoffe zusammen, die auch bei anderen Olibanum-Arten auftreten.

Indisches Olibanum stammt hauptsächlich von *Boswellia serrata*. Das Harz enthält bis zu 16% ätherisches Öl. Wie bei den anderen *Boswellia*-Arten schwankt die chemische Zusammensetzung sehr stark. Manche Forscher haben einen hohen α- und β-Pinen-Gehalt gefunden, andere einen hohen d-α-Thujen-Gehalt, und wieder andere einen hohen d-Limonen-Gehalt.

Art 1	*Art 2*
Sabinen 60%	Sabinen 5%
p-Cymen 5%	p-Cymen 4%
α-Pinen 4%	α-Pinen 8%
α-Thujen 8%	α-Thujen 61%[31]

Myrrhe – Botanik und Habitat

Die Botanik der Myrrhenarten ist so komplex, daß man ein ganzes Buch mit ihr füllen könnte. (Interessanterweise hat man eine Art als »*Commiphora confusa*« bezeichnet – Ergebnis der Schwierigkeiten, die Botaniker bei der Klassifizierung der vielen Arten haben?) Deshalb beschränken wir uns hier auf Informationen über die Bäume, die die im Handel erhältliche Myrrhe liefern *sollen*.

Auch den Bäumen, die Myrrhe liefern, lassen sich nur schwer allgemeine Charakteristika zuordnen. Zum Beispiel haben viele dieser Bäume Dornen, andere jedoch nicht. Die Blüten können weißlich-grün, aber auch gelb oder rot sein. Die Blätter sind oft dreifingrig, zuweilen auch nur einfach. Überlassen wir am besten den Botanikern den Streit um eine allgemeingültige Beschreibung!

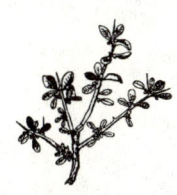 Die Bäume, von denen Myrrhenharze geerntet werden, gehören zu einer großen Gattung von Bäumen, die *Commiphora* heißt. Über 250 *Commiphora*-Arten sind erfaßt, von denen viele in einem Gebiet, das von Südafrika über Arabien bis Indien reicht, wachsen. Einige Arten sind weit verbreitet, andere wachsen nur in einem sehr begrenzten Bereich.

Es gibt so viele *Commiphora*-Arten, daß noch 1985 ein botanischer Artikel im Kew-Bulletin überarbeitet werden mußte, damit auch die »neuentdeckten Arten« vertreten waren.

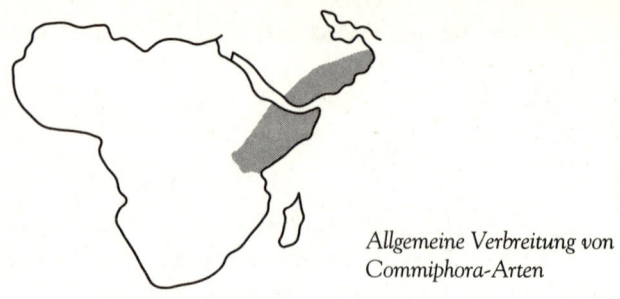

Allgemeine Verbreitung von Commiphora-Arten

Laut Beschreibung hat die Art *Commiphora myrrha nees* stark dornige Zweige und Äste. Die Blätter wachsen in kleinen Büscheln und setzen sich aus drei bis zu 2 cm langen Blättchen zusammen. Die weißen oder hellgrünen Blüten sitzen an kurzen Stielchen und produzieren eine Frucht von 1 cm Durchmesser. Viele Leute haben in ihren Beschreibungen geäußert, der Baum sehe so ähnlich aus wie die alten europäischen Weißdorn-Büsche. Manche gleichen 2 m hohen knorrigen Büschen, an anderen Standorten ähneln sie eher Bäumen und werden bis zu 5 m hoch.

Die antiken Autoren, z. B. Theophrast und Plinius, bemühten sich sehr, über Botanik und Herkunft von Weihrauch und Myrrhe etwas herauszufinden, aber ihre Beschreibungen enthalten erhebliche Irrtümer und Ungereimtheiten. Dies lag vor allem daran, daß die arabischen Stämme, auf deren Land die Bäume wuchsen, neugierigen Besuchern eher unfreundlich begegneten, weil die Bäume ihre Haupteinkommensquelle darstellten.

Ein Großteil der afrikanischen Myrrhe kam aus Somalia und Äthiopien. Durch Kriege und Dürren haben die Lieferzentren sich im Lauf der Jahre verlagert. Auf der arabischen Halbinsel war der Jemen seit alters her ein wichtiges Erzeu-

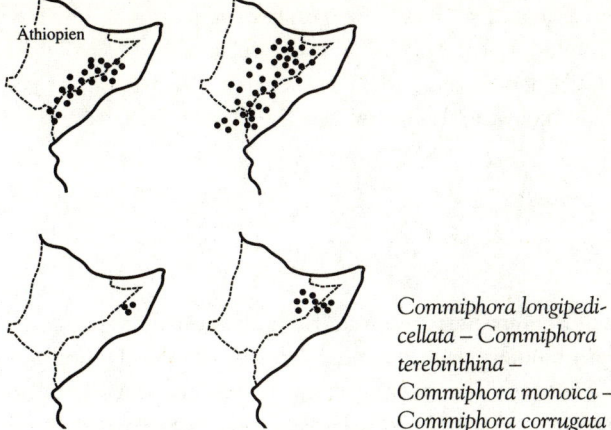

Commiphora longipedi-
cellata – Commiphora
terebinthina –
Commiphora monoica –
Commiphora corrugata

gerland. 1920 sollen Myrrhenbäume in Qu'tabah 160 km nördlich von Aden angebaut worden sein.

Die Nachfrage nach Myrrhenharzen ist konstant, und wenn die normalen Quellen nicht zugänglich sind, erinnert man sich an kommerziell weniger ergiebige Quellen. Die nicht zuverlässig bestimmbare Herkunft des Materials führt natürlich zu starken Schwankungen in bezug auf die Qualität und insbesondere die chemische Zusammensetzung des Myrrhenharzes. Der größte Teil des Harzes soll von »wilden« Bäumen stammen, aber wir wissen, daß es auch von Kulturpflanzungen kommen kann, und daher muß man sich fragen, wie »wild« die Bäume wirklich sind. Viele werden von vergangenen Generationen angepflanzt worden sein, die den Wert der Pflanzen für zukünftige Generationen erkannt hatten.

Die südarabischen Myrrhenbäume sind eher klein (unter

3 m), stark verästelt und gleichen mehr einem Busch als einem Baum. Die Rinde ist gräulich-weiß und springt von selbst auf, so daß das Harz aussickern kann. Es verfestigt sich zu Gebilden, deren Farbe stark variiert und von dunkelgelb bis dunkelrötlichbraun reicht. Die Äste tragen lange Dornen.

Ernte

Das Ölgummiharz füllt natürliche Risse in der Rinde aus oder exsudiert nach der Beschädigung der Rinde durch ein knabberndes Tier oder – häufiger – durch vom Menschen angebrachte Einschnitte, vergleichbar dem Anzapfen von Kautschuk. Nach dem Anritzen brauchen die Bäume sechs Monate bis zwei Jahre, um sich zu erholen. Wenn ihnen diese Zeit nicht zugestanden wird, weil jemand schnell Profit machen will, trocknen die Bäume aus und sterben ab, vor allem wenn es wenig regnet. Es heißt, daß die Bäume es gern haben, wenn der Boden um den Stamm herum geharkt wird, weil dies »ihre Wurzeln kühlt«. Das Öl wird durch Dampfdestillation, chemische Lösungsmittel einschließlich Kohlendioxid oder Auflösung des Harzes in Alkohol extrahiert. Die Ölausbeute aus dem Harz liegt bei ca. 3–10%.

In der Pharmazeutik wird das Harz in zwei Haupttypen unterteilt: Heerabol und Bisabol.

Als Heerabol werden die harten, rauhen, rötlichbraunen »Tränen« bezeichnet, die 2,5–10 cm Durchmesser haben. Die Körnchen sind von einem feinen Puder bedeckt. Bisabol ist gelblicher und weicher als Heerabol.

Die Farbe des Öls reicht von hellgelb über grünlich bis orangebraun; es ist ziemlich dickflüssig und wird mit zunehmendem Alter klebrig. Myrrhe gehört zu den wenigen ätherischen Ölen, deren Duft mit der Zeit besser wird, obwohl es eine extrem gummiartige Konsistenz bekommt (*polymerisiert*) und kaum noch fließfähig ist. Der leicht würzige Duft weist eine charakteristische weihrauchähnliche Note auf. Frisches Öl besitzt schärfere, stechendere Kopfnoten; wenn das Öl älter wird, werden sie weicher und »wärmer«. Weil zur Herstellung des ätherischen Öls so viele verschiedene Commiphora-Arten herangezogen werden, variiert der Duft sehr stark.

Chemische Zusammensetzung

Die chemische Zusammensetzung der verschiedenen Myrrhenharzsorten ist sehr komplex, weshalb wir hier nur ein paar technische Basisinformationen geben.

Zwischen der chemischen Zusammensetzung des Myrrhenharzes und dem aus ihm extrahierten *ätherischen Öl* besteht ein signifikanter Unterschied. Viele chemische Verbindungen lösen sich nämlich nur in einem Lösungsmittel auf Wasserbasis (wäßrig), andere dagegen nur in einem Lösungsmittel auf Ölbasis (fettähnlich). Heiß destillierte ätherische Öle haben im allgemeinen nur einen hohen Gehalt an fettähnlichen löslichen Bestandteilen, während alkoholische Tinkturen wasserlösliche Verbindungen und einige fettähnliche lösliche Bestandteile enthalten.

Myrrhenharz wird korrekt als »Öl-Gummi-Harz« bezeichnet, weil das Rohprodukt ein in Fett lösliches ätherisches Öl, einen wasserlöslichen Gummi und ein in Alkohol lösliches Harz enthält. Myrrhenharz setzt sich aus rund 60% Gummi, 35% Harz und nur 5% ätherischem Öl zusammen, aber diese Zahlen unterliegen starken Schwankungen.

Die Harz- und Gummianteile enthalten viele Verbindungen, die in dem ätherischen Öl nicht vorkommen. Dies ist sehr wichtig, wenn eine bestimmte therapeutische Wirkung erzielt werden soll. Zum Beispiel sollte man von dem ätherischen Öl keine schleimhautzusammenziehende Wirkung im Bereich des Zahnfleischs erwarten; traditionell wurden wäßrige oder alkoholische Extrakte des ganzen Harzes zu diesem Zweck benutzt. Das ätherische Öl hat vielleicht bessere entzündungshemmende Eigenschaften, aber seine Wirkung unterscheidet sich von Extrakten des ganzen Myrrhenharzes.

Der Harzanteil des Ölgummiharzes kann α-, β- und γ-Myrrhensäuren, α- und β-Heerabo-Myrrhole sowie viele andere Bestandteile enthalten. Der *Gummi*anteil enthält Polysaccharide wie z. B. Arabinogalaktose, Xylose sowie Mucinsäure, Kohlenhydrate und Proteine.

Die Zusammensetzung der *ätherischen* Öle kann aufgrund der obengenannten Faktoren ebenfalls stark schwanken. Im allgemeinen findet man die verschiedensten Sesquiterpene.

Die Analyse einer Ölprobe ergab:

d-Elemen	29 %
Copaen	10 %
Burbonen	5 %
β-Elemen	6 %
Methyl-Isobutyl-Keton	5,5%
2-Methyl-5-Isopropenylfuran	4,5%

sowie kleine Mengen anderer Sesquiterpene.

Die Analyse von 20 Proben des *Öls* von *Commiphora africana* aus Kenia ergab:

α-Pinen	24–56%
β-Pinen	4–12%
α-Thujen	4–42%
Sabinen	0–10%
p-Cymen	0–28%
Limonen	0–8%
Terpinen-4-ol	0–13%
Verbenon	0–7%
Myrcen	0–2%
Camphen	0–3%

Ein allgemeines Merkmal vieler Arten ist ein hoher Gehalt an α- und β-Pinen; einige enthalten viel Sabinen, andere viel α-Thujen. Bei anderen Analysen ergaben sich: Curzene 11,9%, Furanoeudesma-1,3-dien 12,5%, 1,10(15)-Furanodien-6-one 1,2%, Lindestren 3,5%, Curzererene 11,7%, sowie viele weitere seltene Verbindungen in Spuren.[32]

Verzeichnis einiger Burseraceae
(Myrrhe und Weihrauch)

Früher wegen der harzführenden Gänge in der Rinde
als Balsambäume bekannt

Es gibt so viele Arten, daß sie hier nicht alle aufgeführt werden können. Über die Weihraucharten und -qualitäten ist heute mehr bekannt als über die von Myrrhe. Trotzdem bleiben einige Unsicherheiten, weil die Informationen aus den verschiedenen Quellen sich oft widersprechen.

Myrrhe (Commiphora)

C. africana
C. allophylla
C. baluensis
C. bruceae
C. ciliata
C. confusa
C. corrugata
C. dalzielii
C. danduensis
C. edminii
C. engleri
C. erythraea
C. foliacea
C. fulvotomentosa
C. gileadensis
C. guidotti
C. habessinica

C. horrida
C. kataf
C. lindensis
C. madagascarensis
C. myrrha
C. neglecta
C. oblongifolia
C. puguensis
C. quadricincta
C. rostrata
C. serrata
C. sphaerophylla
C. truncata
C. ugogensis
C. unilobata
C. velutina
C. virgata
C. zanzibarica

Weihrauch (Boswellia)

B. brichettii
B. carterii
B. dalzielii
B. elongata
B. frereana
B. glabra
B. javanica
B. microphylla
B. nana
B. neglecta
B. ogadensis
B. papyrifera
B. popoviana
B. rivae
B. sacra
B. serrata
B. thurifera

Die medizinische Verwendung von Weihrauch in der Vergangenheit

»Ein verschlossener Garten ist meine Schwester Braut,
ein verschlossener Garten, ein versiegelter Quell.
Ein Lustgarten sproßt aus dir,
Granatbäume mit köstlichen Früchten, Hennadolden,
Nardenblüten, Narde, Krokus, Gewürzrohr und Zimt,
alle Weihrauchbäume,
Myrrhe und Aloe, allerbester Balsam.«

Salomo 4:12, 13, 14

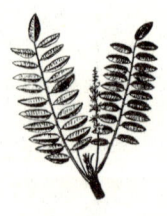 In alten Zeiten durfte nur derjenige mit dem Göttlichen kommunizieren, der an Körper, Geist und Seele rein war. Vor der Vereinigung mit der Gottheit wurde der Körper des Betenden daher mit Myrrhe und sein Geist mit Weihrauch gereinigt.[33]

Der Weihrauch mit seinem betörenden Duft verlieh den Vorgängen etwas Mystisches, war aber auch ein sehr starkes Mittel zum Ausräuchern. Im geistlichen und im profanen Bereich wurde Weihrauch allein oder mit anderen duftenden Harzen verbrannt, um krankheitsübertragende Fliegen oder Moskitos zu vertreiben. Natürlich wurde er auch in verschiedenen medizinischen Präparaten verwendet, und das seit Tausenden von Jahren.

Die diversen medizinischen Anwendungsmöglichkeiten werden im »Syrischen Buch der Heilkunde« resümiert; es beruht auf einer Sammlung von Vorlesungen, die ein namentlich nicht genannter Arzt im 4. oder 5. Jahrhundert in

Alexandria hielt. Weihrauch wurde verwendet bei Nasenbluten, Kopfschmerzen, Augen- und Ohrenleiden, Gicht, Lähmungen, Durchfall, Stimm- und Lungenleiden, Husten, Schnupfen, Rippenfellentzündung, Magenschmerzen, Leberkrankheiten, Nieren- und Blasenbeschwerden, Verhärtungen der Milz, Übelkeit, Krankheiten im Bereich des Anus und Dysenterie.

Wundbehandlung

Weihrauch war früher als ideales Mittel zur Behandlung verschiedener Hautverletzungen allgemein akzeptiert; daraus läßt sich schließen, daß er möglicherweise antimikrobiell wirkt. Die alten Ägypter kannten seine diesbezüglichen Eigenschaften mit Sicherheit und verwendeten riesige Mengen in den unterschiedlichsten kosmetischen und medizinischen Rezepturen. Eine ägyptische Prinzessin, die nach der Benutzung eines neuen Make-ups Probleme mit den Augen bekam, wurde zu Imhotep gebracht, dem großen Priester, Architekten und Arzt, der um 2630 v. Chr. lebte. Die entzündeten Augen und nach innen wachsende Augenwimpern bereiteten der Prinzessin große Schmerzen. Imhotep zog die Wimpern mit einer Pinzette heraus, und nachdem die Augen gereinigt worden waren, massierte er sie mit einer Creme, die neben anderen Zutaten Weihrauch enthielt.[34]
Einige Belege aus dem alten Ägypten deuten darauf hin, daß dickflüssige Harze wie z. B. Weihrauch als eine Art Klebeband verwendet wurden, und zwar hauptsächlich zum Zusammenhalten von Wundrändern – lange bevor das Nähen von Wunden aufkam.[35] Erst in neuerer Zeit wurde wiederentdeckt, daß infizierte Wunden besser mit Streifen zusam-

mengehalten werden, weil bei einem Vernähen der Eiter nicht abfließen kann.

Um 400 v. Chr. schrieb Hippokrates, der als »Vater der modernen Medizin« bekannt ist, ein Rezept für hartnäckige Geschwüre. Es enthielt die damals allgemein verwendeten metallischen Verbindungen und außerdem Weihrauch, Myrrhe, Galläpfel und Weinrebenblüten. Die Metallsalze wirkten antibakteriell und leicht adstringierend; Myrrhe und Weihrauch gaben der wahrscheinlich übelriechenden Wunde einen angenehmen Duft und wirkten außerdem leicht antimikrobisch, austrocknend und heilend. Galläpfel und Weinrebenblüten waren starke Adstringenzien, die die offene Wunde zusammenzogen. Im alten Griechenland wurde Heilsalben zur Behandlung von Entzündungen und Wunden immer etwas Weihrauch beigegeben.

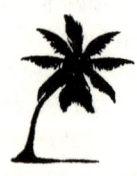 In Arabien umwickelte man gebrochene Gliedmaßen mit dem weichen, zwischen Rindenschichten plazierten Gummiharz; wenn dieses fest wurde, entstand wie bei einem modernen Gipsverband ein perfekter Abdruck der Form des Gliedes.[36]

Auch andere Kulturen haben herausgefunden, daß Weihrauch bei Hautleiden sehr gut wirkt. In China z. B. war er Bestandteil verschiedener Heilmittel für die Haut, die u. a. bei Quetschungen und entzündeten Wunden zum Einsatz kamen. Auch in Indien wurde Weihrauch bei Wunden verwendet; außerdem galt er als Heilmittel gegen Rheuma. In Kenia benutzte man ihn zur Wundbehandlung und gegen Blut im Urin aufgrund von Bilharziose. Dabei handelt es sich um eine Infektion des Blutes mit Parasiten; sie gelangen durch verseuchtes Wasser in die Haut, was in afrikanischen Ländern häufig ist.

In manchen östlichen Ländern wurde die Rinde des Weihrauchbaums innerlich bei Magen-Darm-Beschwerden angewendet. Eine reichlich genossene Abkochung der Wurzel kam als Heilmittel bei Syphilis zum Einsatz. Rinde und Wurzel kochte man als Gegenmittel gegen Pfeilgift. Die Mischung wurde innerlich verabreicht und sollte nach ein paar Stunden die Symptome Schwindel und Herzklopfen lindern.[37]

Die β-Weihrauchsäure in dem Öl-Gummi-Harz soll entzündungshemmend und schmerzlindernd wirken.[38] Heute wissen wir, daß β-Weihrauchsäure tatsächlich diese Eigenschaften besitzt, was die Verwendung von Weihrauch bei Harnwegsinfektionen rechtfertigt.

Der arabische Arzt Al-Kindi (um 850 n. Chr.) schrieb ein Arzneimittelbuch, das mindestens sechs Rezepte mit Weihrauch enthielt (siehe das Kapitel »Rezepte«). Der arabische Arzt Avicenna nennt im 11. Jahrhundert Weihrauch bei Harnwegsentzündungen. Er empfahl ihn auch bei anderen Infektionen, Tumoren, Fieber, Erbrechen und Dysenterie. Plinius zufolge wurde Weihrauch in Arabien auch gegen Vergiftungen benutzt.

Bei der Behandlung gesundheitlicher Probleme kombinierte man Weihrauch oft mit Myrrhe. Celsus meinte, daß die folgenden Leiden auf ihre Heilkraft ansprechen: Schmerzen in der Seite (Seitenstiche) und Leberleiden, Augen- und Ohrenentzündungen, Hämorrhoiden, Blasensteine, Entzündungen von Vulva und Genitalien. Sie diente auch zur Herbeiführung der Menstruation und für »kaputte Köpfe« (Migräne?).

Die rote Unterrinde lieferte einen Farbstoff und wurde in

der Schwangerschaft zur Linderung der morgendlichen Übelkeit gekaut.[39] Die jüdischen jemenitischen Frauen verbrannten Weihrauch (lebona) neben einer Frau in den Wehen, damit sie mit Hilfe des in ihren Körper eindringenden Rauchs leichter entband.[40] Am dritten Tag nach der Geburt kamen die Frauen zu einer Feier zusammen und verbrannten Weihrauch. Jede Frau stand eine Zeitlang über dem Räuchergefäß und atmete den Rauch ein. Dies tat vor allem der Mutter gut, denn man nahm an, daß der Weihrauch die Geburtsnarben heilen und postnatale Infektionen lindern würde.[41] Es war Sitte, daß eine Frau 40 Tage nach der Geburt im Haus blieb. Wenn sie das Haus zum ersten Mal verließ, wurde sie mit Weihrauch »eingeräuchert«.

A. Stille und J. M. Maisha empfehlen in *The National Dispensatory*, 1879, die Verwendung von Weihrauch bei Wochenfluß (dem vaginalen Ausfluß von Schleim und Blut nach einer Geburt), zur Förderung der Menstruation und zur Behandlung von Weißfluß. Weihrauch galt auch als nützliches auswurfförderndes Mittel bei Bronchialkatarrh und Asthma von Kindern. Er wurde in Salbenform gegen verschiedene Arten von Geschwüren gegeben, auch solchen, die durch Verbrennung verursacht worden waren, sowie bei Frostbeulen, Hautausschlägen und Augenentzündungen. In neuerer Zeit war Weihrauch Bestandteil stimulierender Pflaster; der duftende Rauch wurde gegen unangenehme Gerüche eingesetzt.

Sonstige Anwendungen

Den Gummi verwendete man in der frühen Zahnheilkunde. In Arabien wurden Gummistücke gekaut, mit Salz vermischt und dann in Löcher in den Zähnen gestopft. Der frische Gummi wurde auch als Haarlack verwendet. Wenn er trocken war, hielt er auch komplizierte Frisuren an Ort und Stelle. Indische Ärzte empfahlen das mit geklärter Butter (ghee) vermischte Harz »bei Gonorrhö und blutigem Ausfluß«.

Die Blätter des Weihrauchbaumes benutzte man als Tierfutter. Harzsammler verkauften Säcke mit Blättern an Kamelkarawanen. Sie galten als das beste Mittel gegen Durchfall bei Tieren. In Hungerszeiten ernähren sich der Khnood- und der Woodia-Stamm in Indien von einer Suppe aus *Boswellia serrata*.[42]

Der englische Pflanzenheilkundige John Gerard schrieb 1633 in seinem *Herbal (Kräuterbuch)*, daß Weihrauch »leere Geschwüre füllt und offene Wunden schließt«, was zeigt, daß er weiterhin bei Hautverletzungen verwendet wurde. Gerard zitiert auch den griechischen Arzt Galen, der sagt, daß Weihrauch »in bezug auf die Wärme in Stufe 2 und in bezug auf das Austrocknen in Stufe 1« einzuordnen ist. Culpeper (1616–1654) erklärt in seinem Kräuterbuch, was dies bedeutet. Unter der Rubrik »Temperament der Kräuter« schreibt er, daß alle Heilpflanzen im Vergleich zur Körpertemperatur des Menschen als *heiß*, *kalt*, *feucht*, *trocken* oder *gemäßigt* betrachtet wurden. Die »Pflanzentemperaturen« waren von 1 (schwach) bis 4 (stark) eingeteilt. Pflanzen z. B., die in puncto Wärme Stufe 1 waren, hatten die gleiche Temperatur wie unser Körper und stellten die Wärme wieder her, wenn der Körper durch Krankheit oder einen Unfall unterkühlt war. Weihrauch, der wärmemäßig auf Stufe 2 angesiedelt wurde, reduzierte »bei äußerlicher Anwendung Entzündungen und Fieber, weil er die Poren öffnet und Blockaden beseitigt«. Die »austrocknenden« Heilpflanzen

verminderten überschüssigen Schleim und Feuchtigkeit im
Körper. »Austrocknend Stufe 1« galt als »kräftigend«.

Interessanterweise heißt es in *Redwood's Pharmacopoeia*,
Theophilos Redwood, 1857, daß »das Gummiharz Olibanum und indisches Olibanum anregend, adstringierend und
diaphoretisch (schweißtreibend) wirken«. Damit werden
dieselben wärmenden, zusammenziehenden und feuchtig-
keitsreduzierenden Eigenschaften angesprochen, die die
Apotheker des 17. Jahrhunderts nutzten – die ihrerseits An-
leihen bei den Griechen gemacht hatten.

Die medizinische Verwendung von Weihrauch heute

»Der Name Gottes sei mit dir, und Myrrhe und Weihrauch
und Kopalharz und Wacholderharz.«

Die oben zitierten Worte wurden als eine Art Segen von
Frauen gesprochen, die eine Mutter unmittelbar nach der
Entbindung besuchten. Dieser arabische Brauch war zu Beginn des Jahrhunderts[43] immer noch weit verbreitet, und in
Dhofar räuchert eine Frau nach der Geburt eines Kindes das
Haus immer noch mit Weihrauch aus.[44] In Aden legen manche Frauen Weihrauch aufs Feuer und wiegen ihr Kind in
dem Rauch, nachdem sie es vorher mit Öl eingerieben haben.[45]
Diese Beispiele zeigen, daß die schützende Kraft und die
Heilwirkung von Weihrauch bis heute in Anspruch genommen werden. In Südarabien werden die Räume fünf- oder
sechsmal täglich ausgeräuchert! Auch die Haare werden
von Zeit zu Zeit »eingeräuchert«. Dies soll Fliegen und Moskitos fernhalten; die dazu benutzte Weihrauchart ist angeblich *Boswellia Roxb.*[46] In Sanaa existiert noch der Brauch,
Krüge mit der Öffnung nach unten über brennenden Weihrauch zu halten; danach werden sie mit Wasser gefüllt. Das
nach Weihrauch schmeckende Wasser wird getrunken,
während ein anregend wirkendes Kraut namens Qat gekaut
wird.
Bis Anfang der 40er Jahre stellte man mit zerstoßenem
Weihrauch einen Arzneitrank her, der gegen Harnröhren-

entzündungen, Tuberkulose und Schocklähmungen verabreicht wurde.[47] Die Mädchen vom Qara-Stamm in den Bergen von Dhofar benutzen ein aus Weihrauch hergestelltes Wachs zur Entfernung der Scham- und Achselhaare.[48]

Einige nigerianische Völker vermischen eine Abkochung der Rinde mit dem Extrakt von *Acacia-arabica*-Schoten und härten und konservieren damit Leichname.[49]

Männer/Frauen

Wahrscheinlich wegen des bitteren aromatischen Geschmacks werden größere und weichere Harzstücke von Kindern und Frauen gekaut – letztere tun dies vor allem in der Schwangerschaft. Die dazu benutzten Stücke werden *luban unta* (Frauen-Weihrauch) bzw. *luban la* (Kauweihrauch) genannt, im Gegensatz zu *luban dakar*, dem Männer-Weihrauch. Der Unterschied soll darauf zurückgehen, daß manche aus der Rinde austretende Harze Gebilde ergeben, die Hoden gleichen und deshalb als »männerzugehörig« klassifiziert werden. Diese Art ist teurer als die Harze, die kleine »Tränen« bilden und als »Frauenharz« eingestuft werden. Obwohl die Überlieferung sagt, daß es zwischen den beiden Arten einen Unterschied gibt, läßt das frische, noch weiche Harz sich in der Praxis leicht in jede Form pressen, die den Preis in die Höhe treibt.

Ein Heilmittel gegen Arthritis?

Chinesische Kräuterheilkundige benutzen Weihrauch in Pulverform und in Tees bei Menstruationsschmerzen sowie äußerlich zum Waschen von Wunden und bei Prellungen. Außer daß dem Weihrauch nachgesagt wird, daß er den Geist beruhigt und klärt, soll er auch stark antiseptisch wirken. Er wurde bei Lepra, Krebs und Lungentuberkulose sowie in Tees gegen Rheuma verwendet. Ein alkoholischer Extrakt aus dem entfetteten Gummiharz wirkt tatsächlich sehr gut gegen Arthritis.[50] Das durch Dampfdestillation gewonnene ätherische Öl von *Commiphora carterii* mit 60% 1-Octylacetat hemmt erwiesenermaßen die Vermehrung verschiedener pathogener Bakterien. Das mit Hexan extrahierte ätherische Öl wirkt dagegen nicht so intensiv gegen Mikroben.[51] Das von *Boswellia serrata* (lokale Bezeichnung *salai gugal*) gewonnene Harz wird in der traditionellen indischen Medizin gegen chronische entzündliche Arthritis benutzt. Einige Harzbestandteile, die sogenannten Weihrauchsäuren, sind analysiert worden. Bei Versuchen auf isoliertem Gewebe wirken sie entzündungshemmend. Besonders interessant ist die Information, daß Weihrauchsäuren eine sehr geringe Toxizität zu besitzen scheinen.[52]

Nervenkrankheiten

Ein Bericht über *Boswellia serrata*[53] scheint zu bestätigen, daß Weihrauch die Gefühle beeinflußt. Die Pflanze war in Zentral- und Westarabien weit verbreitet, und mit dem von ihr gelieferten Gummiharz werden zahlreiche Nervenkrankheiten behandelt. Das Harz wird in Arabien immer noch gegen Vergeßlichkeit und Lethargie sowie verschiedene psychische Störungen genommen.[54] Die wissenschaftliche Untersuchung der in Pflanzenextrakten vorkommenden chemischen Verbindungen und die vermehrte Einsicht in die im Gehirn ablaufenden Duftwahrnehmungsprozesse führen langfristig wohl zu der Erkenntnis, daß einige frühere Verwendungen von Weihrauch durchaus gerechtfertigt waren. Der weitverbreitete, konstante Gebrauch von Weihrauch in der Religion hätte nie so lange Bestand gehabt, wenn er keine erkennbare Wirkung gezeitigt hätte. Die Religionshüter wissen offenbar, daß insbesondere Weihrauch den Geist auf Meditation und Gebet einstimmt.

Bei der Behandlung verschiedener streßinduzierter Störungen spielen aromatische Pflanzensubstanzen eine immer wichtigere Rolle. Es wird zunehmend deutlicher, daß seelischer Streß das Immunsystem schwächt und angenehme Düfte heilend wirken. Das Entspannen in einem von Wohlgerüchen erfüllten Raum, eine leichte Massage mit duftenden Ölen oder das »Abschalten« in einem parfümierten Bad bauen Streß ab. Daß Weihrauch stimmungshebend und beruhigend wirkt, haben viele Leute schon erlebt.

Schleimlösende, auswurffördernde Wirkung

Obwohl zwischen 1800 und 1900 die verschiedensten ätherischen Öle medizinisch reichlich benutzt wurden, scheint Weihrauchöl keine große Anerkennung genossen zu haben, als die großen amtlichen Arzneimittellisten zusammengestellt wurden. In Anbetracht der großzügigen Verwendung in der Antike scheint dies unglaublich. Allerdings wird das *Pulver* bei Räuchermischungen verschiedentlich erwähnt.

The National Dispensatory, 1879, schließlich beschreibt die Anwendungsmöglichkeiten, die auch schon Hippokrates nannte: Förderung der Menstruation, Salbe für Geschwüre, Verbrennungen, Frostbeulen und Ausschläge, als auswurffförderndes Mittel und bei Asthma. Auch die Ägypter hatten Weihrauch schon bei Husten und Asthma eingesetzt.

Weihrauchharz und -öl wirken stark auswurffördernd und schleimlösend; wer an verschleimten Bronchien leidet, sollte diesen Duft unbedingt im Zimmer haben. Das mit Hilfe einer elektrisch betriebenen Aromalampe verdunstende ätherische Öl eignet sich besonders für Leute, die unter nächtlichem Reizhusten oder den Schlaf unterbrechenden Bronchialbeschwerden leiden. Der entspannende Duft beruhigt den Verstand genauso wie den wunden Hals und sorgt so für einen friedlicheren Schlaf.

Fünf Fälle einer Therapie mit Weihrauch und Myrrhe bei Atemwegsbeschwerden wurden in Jamaika und London dokumentiert. In Jamaika kam ein zweijähriges Kind mit starker Unterernährung, Husten mit Atemnot und schlechtem Appetit ins Krankenhaus. Behandelt wurde mit Antibiotika und einer Aufbaukost; die Mutter bestand außerdem auf einem oral zu verabreichenden Mittel, das Weihrauch und Myrrhe enthielt. Das Kind erholte sich konstant und wurde sechs Wochen später gut ernährt entlassen.[55] In London kam ein dreijähriges Kind mit fiebriger Atemnot, trockenem Husten, Erbrechen und Anorexie ins Krankenhaus. Die schulmedizinische Behandlung bestand aus Antibiotika und intravenösen Flüssigkeiten; der Vater durfte seinem Sohn außerdem kleine Weihrauch- und Myrrhenkügelchen geben, die vor allem den Husten lindern sollten. Das Kind wurde sieben Tage später entlassen; die klinischen Symptome verschwanden im Laufe von sechs Wochen.

Es ist jedoch wichtig, die Verwendung von Weihrauch als Duft von der innerlichen Verabreichung, bei der die Aufnahme über den Magen-Darm-Trakt erfolgt, zu unterscheiden. Letztere benötigt die professionelle Anleitung durch einen Pflanzenheilkundigen oder einen anderen traditionellen Heiler.

Die Wirkung auf den Körper ist bei der innerlichen Verabreichung von wäßrigen oder alkoholischen Weihrauch- und Myrrheharzextrakten sicher anders als bei einer Verwendung des ätherischen Öls. Reines ätherisches Öl enthält eine ganz andere Palette von Substanzen als der traditionelle wäßrige oder alkoholische Extrakt. Die *ätherischen Öle* von Weihrauch und Myrrhe wurden früher kaum verwendet. Sie dürfen deshalb nicht innerlich als Arznei genommen werden.

Die Verwendung von Weihrauch in der Aromatherapie

Viele Aromatherapeuten geben Weihrauch in Mischungen, die Streß abbauen und die Entspannung fördern sollen. Da es viele beruhigende Öle gibt, muß man fragen, warum statt eines anderen, genauso wirksamen Öls gerade Weihrauch gewählt wird. Bei der Entscheidung für ein bestimmtes ätherisches Öl kommt es natürlich auf den Klienten/Patienten an. So kann die entspannende Wirkung von Weihrauch sehr hilfreich sein, wenn der Betreffende verwirrt ist und schwierige Entscheidungen fällen muß. Wie die althergebrachte Verwendung in der Religion anzeigt, kann Weihrauch dazu beitragen, Vertrauen und Gleichgewicht im Leben eines Menschen wiederherzustellen. Die Kombination mit Lavendel und Geranie ergibt eine ausgleichende, beruhigende Mischung für Massagen.

Weihrauch läßt sich auch bei Erkältungen einsetzen, vor allem wenn diese mit Atembeschwerden einhergehen, und möglicherweise auch bei Asthma, Grippe, Bronchitis, Nebenhöhlenentzündung und Schnupfen. Als *Raumduft* paßt Weihrauch gut zu Zimtblatt und Ingwer – das verdunstende ätherische Öl trägt dazu bei, die Lungen frei zu machen und Schleim zu lösen. Wie der Geruch dieser Mischung Geist und Gefühle beeinflußt, ist individuell verschieden; manche Menschen empfinden ihn als entspannend, andere als belebend. Zum *Einreiben* des Brustkorbs bei den obigen Atemwegsbeschwerden sollten Sie, je nach Patient und den übrigen Umständen, Zimtblatt durch Lavandin, Rosmarin oder Sandelholz ersetzen. Bei Bronchitis, Kehlkopfentzündung und Husten können ein Teelöffel des unbearbeiteten Harzes oder 3–4 Tropfen des reinen ätherischen Öls für Dampfinhalationen in heißes Wasser gegeben werden. Dies hat eine gute auswurffördernde und schleimlösende Wirkung.

Die Ägypter gaben Weihrauch wegen seines angenehmen Dufts und möglicherweise auch als Konservierungshilfe vielen ihrer Salben zur Verjüngung der Gesichtshaut bei. Bei trockener Haut wird Weihrauch in einer unparfümierten *Creme* oft mit Rose und Kamille kombiniert; bei fettiger Haut ist die Mischung mit Bergamotte und Zeder vorzuziehen. Weihrauch kann auch in kleinen Mengen ins *Badewasser* gegeben werden; dies schafft eine sehr entspannende Atmosphäre und läßt außerdem beschädigte, wunde oder gereizte Haut heilen. (Nicht öfter als ein- oder zweimal wöchentlich anwenden!) Allergiker sollten hier besonders vorsichtig sein, damit es nicht zu negativen Hautreaktionen kommt.

Manche Aromatherapeuten verwenden Weihrauch in Kombination mit Bergamotte, Sandelholz oder Wacholder gegen Harnwegsbeschwerden, z. B. Blasenentzündung. Ob die positive Wirkung in diesem Fall auf körperliche oder seelische Faktoren zurückgeht, läßt sich nicht eindeutig beantworten.

Ein exotischer Raumduft entsteht, wenn Weihrauch mit Galbanum, Geranie und Orange gemischt wird.

Die medizinische Verwendung von Myrrhe in der Vergangenheit

»Der König, mein Herr, möge Truppen an seine Diener senden, der König, mein Herr, möge Myrrhe zum Heilen senden.«

Brief aus Palästina an Amenophis IV., um 1370 v. Chr.
(Palästina gehörte damals zum ägyptischen Reich)

Gummiharze, Harze und Pflanzen sind schon von den ältesten Kulturen als Arzneien benutzt worden. Wenn man die historische Verwendung speziell der Myrrhe betrachtet, ergibt sich, daß sie vor allem im Osten als Allheilmittel eingesetzt wurde.

Assyrische Keilschrifttexte nennen zahlreiche Leiden, bei denen sie in Mesopotamien verwendet wurde. Sie war Bestandteil von Breiumschlägen für den Kopf und wurde gegen Frostbeulen sowie Augen-, Ohren-, Nasen- und Afterleiden eingesetzt. Zusammen mit Alaun ergab sie ein Mundwasser; sie wurde bei Strangurie (schmerzhaftem Wasserlassen) verordnet und als Einlauf verabreicht. Myrrhenharzlösungen kamen bei Mundinfektionen und als Trägersubstanz für andere Arzneien zum Einsatz. Myrrhe wurde auch in einem am Kopfende des Krankenbettes plazierten Räuchergefäß verbrannt und diente wohl zum Ausräuchern. Auch bei verstopften Nasenwegen, Kopfschmerzen, Schwindel und getrübter Sehkraft wurde sie auf diese Weise verwendet.

Im »Syrischen Buch der Heilkunde« kommt Myrrhe in vielen Rezepten für die unterschiedlichsten Leiden vor, oft zusammen mit Weihrauch: Kopfschmerzen, Delirium, Fallsucht (Epilepsie), Lähmungen, Erschöpfung, Gicht, Husten, Verstopfung und Dysenterie.

Sumerische medizinische Texte von etwa 1700 v. Chr. enthalten mehrere Rezepte mit Myrrhe. Die Erwähnung einer »Zedernessenz« in diesen Rezepten ist insofern interessant, als es die Vermutung zuläßt, daß die Sumerer eine Form der Destillation kannten. Sumerische Töpferwaren, mit denen eine rudimentäre Form der Destillation möglich war, sind tatsächlich gefunden und auf etwa 3500 v. Chr. datiert worden. Dieser wichtige archäologische Fund zeigt, daß einige sehr alte Kulturen zur Herstellung von Arzneien und Parfüms bereits die Destillation benutzten.[56]

Wunden

Myrrhe war sehr begehrt zum Heilen von Wunden und wurde wohl auch als desinfizierendes Mittel geschätzt. Außerdem scheint ihre »Klebewirkung« nützlich gewesen zu sein. Die Wunde wurde gesäubert und dann mit Myrrhe bestrichen, die offenbar das umliegende Gewebe schützte. Die assyrische medizinische Literatur zeigt, daß Myrrhe und andere Harze übliche Bestandteile von »Wundheilmitteln« waren, wahrscheinlich wegen ihrer mild antibiotischen Wirkung und dem positiven Einfluß auf den üblen Geruch von Wunden.

In vielen ägyptischen Rezepten ist die Myrrhe – die dort als *antyw* bezeichnet wird – gut zu identifizieren. Sie wurde mit Honig zu einem Pflaster verarbeitet und dann äußerlich auf verschiedene Wunden aufgebracht. So ergab sich eine milde, aber dennoch effiziente antibakterielle Wirkung. Ein ägyptisches Rezept für eine »Wunde am Nacken« empfahl einen Teil Myrrhe mit vier Teilen der Djpt-Pflanze. Die Zutaten wurden vermischt und auf den Nacken gelegt.

Um 400 v. Chr. schrieb Hippokrates ein Rezept für hartnäckige Geschwüre, und Theophrast benutzte um 370 v. Chr. ein Rezept mit Myrrhe, verbranntem Harz, Kassie und Zimt zur Behandlung entzündeter Wunden. Die Römer lösten Myrrhenharzbröckchen in Wein auf und trugen diese Lotion bei Verbrennungen auf. Es ist bekannt, daß Wein zum Auswaschen von Wunden benutzt wurde. Er enthält natürliche Pigmente, die erwiesenermaßen antibakteriell wirken; durch die Beigabe von Myrrhenharz ließ sich eine sehr effiziente Lotion zur Behandlung aller möglichen Wunden herstellen.

In China wird die Myrrhe manchmal *mo yao* genannt (allerdings ist diese Bezeichnung nicht zuverlässig) und seit dem 7. Jahrhundert verwendet, vor allem um Wunden zu heilen und das Blut anzuregen. Auch bei blutenden Hämorrhoiden, Menstruationsbeschwerden, Entzündungen, schmerzhaften Schwellungen, Tumoren und Arthritisschmerzen wurde sie benutzt.[57]

In seinem Kräuterbuch rühmt John Gerard 1597 die Wirksamkeit der Myrrhe bei Wunden: »Die wunderbaren Wirkungen, die sie bei neuen, frischen Wunden hat, sind zu umfangreich, um hier aufgeführt zu werden.«

Kopf – Mund, Ohren, Nase und Augen

Dafür, daß die Myrrhe auch im Bereich der Mundhygiene einen guten Ruf genoß, gibt es zahlreiche Belege. In Mesopotamien wurde sie mit Alaun zu einem Mundwasser verarbeitet, das auch lockeres Zahnfleisch kräftigen sollte. Die Assyrer verwendeten eine populäre Lippensalbe aus Arsen und Myrrhe. Sie wurde auch benutzt, um vermehrten Speichelfluß und Mandelentzündungen einzudämmen. Im 18. Jahrhundert gab man Myrrhe breiförmig zubereiteten Arzneimitteln bei, mit denen man den durch Skorbut verursachten wunden, faulenden Gaumen von Seeleuten behandelte. Bevor bekannt wurde, daß Skorbut durch Vitamin-C-Mangel entsteht, verabreichte man gegen diese Krankheit viele Myrrhe enthaltende Heilmittel. Arabische Ärzte empfahlen, bei Zahnfleischbeschwerden Myrrhenharz zu kauen. Umschläge, die u. a. Myrrhe enthielten, wurden auch bei Ohren- und Augenentzündungen sowie verstopfter Nase benutzt. Culpeper erwähnt, daß »die Wurzel (Zwiebel) der mit Honig, Wein, Myrrhe und Weihrauch gekochten gelben Osterglocke, ins Ohr geträufelt, gut ist gegen den ganzen Dreck und alles, was in diesem Bereich fließt«. Diese Rezeptur wird allerdings nicht zur Nachahmung empfohlen – Osterglockenzwiebeln sind giftig!

Atemwege

Myrrhe scheint auch bei Lungenbeschwerden günstig zu wirken. Die aus der Sahara herüberwehenden Staubstürme brachten es mit sich, daß die Ägypter täglich Sand in Mund und Lunge einatmeten, was zu Infektionen im Brustkorb, verstopften Nasennebenhöhlen und Kopfschmerzen führte.[58] Myrrhe war offensichtlich hilfreich bei Krankheiten, die die Atemwege in Mitleidenschaft zogen, z. B. Lungentuberkulose, und wurde wegen ihrer adstringierenden, antiseptischen, kräftigenden, heilenden und anregenden Wirkung geschätzt. Das »Syrische Buch der Heilkunde« erwähnt, daß

Myrrhe bei den meisten Krankheiten im Bereich der Atemwege, des Magen-Darm- und des Harntrakts benutzt wurde. Culpeper vermerkt ihre kräftigende, heilende Wirkung und empfiehlt sie, wenn »Rachen und Luftröhre rauh sind«.

Fortpflanzungssystem

Die Araber benutzten Myrrhe bei Gebärmutterleiden, »Gebärmutterschwäche« und Unfruchtbarkeit.[59] Die anregende, kräftigende Wirkung war angeblich bei ausbleibender Menstruation hilfreich (in diesem Fall wurde sie oft mit Aloe und Eisen kombiniert). Man sagte, sie würde stagnierendes Blut durch den Uterus bewegen und sei in den Wechseljahren hilfreich, bei unregelmäßiger Menstruation und auch bei Gebärmuttertumoren.

Im *Papyrus Ebers* (etwa 1500 v. Chr.) wird das folgende Mittel gegen Mastdarmvorfall genannt: »... Bei der Verlagerung des rückwärtigen Teils werden Myrrhe, Räucherwerk, Schilfgras aus dem Garten, *mhtt* vom Flußufer, Sellerie, Koriander, Öl und Salz zusammen gekocht, auf Baumwolle gelegt und in den After geschoben.« In Mesopotamien wurde Myrrhe für Umschläge bei Wunden am Afterschließmuskel benutzt.

Sonstige Anwendungen

Die späteren arabischen Ärzte waren bei der Verordnung von Myrrhe sehr viel selektiver. Sie setzten sie innerlich zur Austreibung von Darmwürmern ein. Der arabische Arzt Al-Kindi (ca. 850 n. Chr.) schrieb ein »Arzneimittelbuch«, das mindestens 15 Rezepte mit Myrrhe enthielt, die die verschiedensten Beschwerden abdeckten. Die Araber benutzten Myrrhe auch als Pflaster bei Skorpionstichen und gegen Schlangengift. In der starken Hitze in Ägypten und anderen östlichen Ländern waren Fliegen und Insekten eine Plage, da sie Infektionen von Schmutz und Abfall auf Menschen übertrugen. Zu Kügelchen gepreßte Myrrhe sollte das Haus von den krankheitsübertragenden Insekten befreien. Celsus erwähnt, daß sie Bestandteil von Rezepturen war und innerlich genommen wurde. Außer gegen Gift wurde sie auch gegen Fieber, Wassersucht, Schmerzen in der Seite und in der Leber, Hämorrhoiden, Entzündungen im Genitalbereich und Abzesse verwendet.

In Griechenland und Rom war Myrrhe ein beliebtes Heilmittel. Sie wurde als Einlauf, bei Ohrenentzündungen, Blasensteinen, Entzündungen von Vulva und Genitalien sowie als Kompresse bei »kaputtem Kopf« (Migräne?) benutzt. In vielen dieser Rezepturen wurde sie mit Weihrauch kombiniert. Die Römer kochten Myrrhe und andere aromatische Substanzen in Wasser und gaben die Flüssigkeit an Wein – sie dachten, dadurch würde der Rausch geringer! Obwohl Myrrhe in dem »heiligen Salböl« *(Exodus 30:23–25)* enthalten war, sind viele andere in der Bibel zitierte Anwendungen mit einem Fragezeichen zu versehen. In der Antike wurden verschiedene Gummiharzarten verwendet, und es ist extrem schwierig herauszufinden, welche die biblischen Texte meinen.

Die medizinische Verwendung von Myrrhe heute

»Der Sultan schickte nur ein paar Schalen mit guter Suppe und
ein aufgeschnittenes Huhn mit viel Öl und Zwiebeln in unser Lager.
Es war gut, bis auf den bitteren Geschmack der Myrrhe,
die sie so gern an ihre Speisen geben.«

Eine Reise in den Westen von Aden

Daß Düfte die physiologischen Funktionen des Körpers
enorm verändern können, ist seit alters her dokumentiert.
Traditionelle Heiler haben den Rauch aromatischer Pflanzen seit Jahrtausenden als wesentlichen Bestandteil ihrer
Heilungsrituale benutzt. Wir alle wissen, daß Essensdüfte
den Verdauungsprozeß in Gang setzen und daß uns bei anderen Gerüchen übel wird.

Heute gibt es zahlreiche Belege dafür, daß ein Duft durch
seine Wirkung auf die Gehirnchemie indirekt physiologi-
sche Veränderungen auslösen kann. Klinische Versuche haben ergeben, daß Düfte zu tiefgreifenden Wandlungen im
Immunsystem führen können.[60] Diese Wirkung kannten die
traditionellen Heiler schon in alten Zeiten, aber kaum ein
Schulmediziner hätte diesen »abergläubischen Unsinn« ge-
glaubt.

Dort, wo die Myrrhe herkommt, ist sie immer noch ein
wichtiger Bestandteil der traditionellen Medizin. Die Art
ihrer Verwendung hängt von der geographischen Lage und
der verfügbaren Myrrhenart ab. Ende des 19. Jahrhunderts
sollen die Araber das Holz verbrannt haben, um Schnupfen,

Ischias, Schwindel, Kopfschmerzen und Augentrübungen günstig zu beeinflussen. In Somalia wird Myrrhe je nach Ort und Art in der Landwirtschaft verwendet, damit Kamele mehr Milch geben, sowie bei verschiedenen Geschlechtskrankheiten. In anderen Teilen Afrikas benutzt man sie als Räucherwerk, um Insekten fernzuhalten, und zu vielen anderen medizinischen Zwecken.

Mit dem Harz von *Commiphora guidotti* werden Magenbeschwerden und Durchfall behandelt – letzterer stellt in unterentwickelten Ländern eine sehr ernsthafte Erkrankung dar. Bei Erhebungen hat sich herausgestellt, daß er für bis zu 50% der Kindersterblichkeit in Afrika verantwortlich ist. Jedes pflanzliche Heilmittel, das das Problem verringert, ist daher sehr wertvoll. Bei der Untersuchung somalischer Heilpflanzen stellte sich heraus, daß *Commiphora multifoliata* zur Behandlung von Cholera benutzt wurde.[61]

Heute wird die als *Qataf* bzw. *Kataf* bekannte Myrrhenart in Somalia zum Haarewaschen verwendet, während eine als *Qafal* bekannte Art bei Pferden als Abführmittel eingesetzt wird. Eine Frau, die ein Kind geboren hat, verbrennt unmittelbar nach der Entbindung das Holz einer Myrrhenart, um das Haus auszuräuchern. Eine verdünnte Emulsion wird neugeborenen Kindern gegeben. Mit dem Harz einer anderen Myrrhenart behandelt man Magenbeschwerden, Durchfall und Wunden. Einige Autoren berichten, daß Myrrhe bei den Wunden zum Einsatz kam – und kommt –, die bei dem barbarischen Brauch der weiblichen Beschneidung entstehen. Somalische Myrrhe wird nach Indien und China exportiert. Noch 1991 soll sie dort dem Futter für (Büffel-) Kühe beigegeben worden sein, um Qualität und Quantität ihrer Milch zu verbessern.

Da verschiedene Baumarten Myrrhe liefern, kann man sich

auf die jeweiligen Eigenschaften nicht unbedingt verlassen. Auch wegen der möglichen Verwechslung mit *Bdellium* ist die exakte Verwendung der vielen Myrrhenarten extrem schwierig zu bestimmen.

Wunden

Die Myrrhe ist natürlich berühmt für ihre wundheilenden Eigenschaften, die bei manchen Arten allerdings stärker ausgeprägt sind als bei anderen. Allen Arten gemeinsam ist jedoch, daß sie nur sehr wenige Nebenwirkungen zu haben scheinen – ganz im Gegensatz zu den damals verwendeten aggressiven oder toxischen Präparaten. Offenbar ist hier vor allem die antiseptische Wirkung der Myrrhe gefragt.

Bei der Anwendung aromatischer Pflanzenextrakte zur Wundbehandlung ist zudem der psychologische Effekt nicht zu verachten. Verschmutzte Wunden können sehr schlecht riechen, und selbst wenn die Wirkung des aromatischen Materials sich auf die Verbreitung eines angenehmen Dufts beschränken würde, wäre die Wirkung auf die Gefühlslage des Patienten enorm. Eine bessere Stimmung stärkt nämlich das Immunsystem und beschleunigt den Heilungsprozeß. Moderne Forschungen entdecken erst wieder, wie wichtig der Geruchssinn für unser Wohlbefinden und den Zustand unseres Immunsystems ist.

Aber auch die unmittelbare Anwendung von Myrrhe hat zu positiven Ergebnissen geführt. Drei Arten von in Wasser aufgelöstem Myrrhenharz wirken stark antibakteriell. Sie hemmen grampositive Bakterien sowie die Vermehrung von *Staphylococcus aureus*[62], der für die Eiterbildung sowie Furunkel und Karbunkel verantwortlich ist. Bestimmte natürliche chemische Stoffe in Commiphora mukul erweisen sich als entzündungshemmend.[63]

Die Untersuchung des Harzes von C. rostrata und dessen drei Hauptbestandteilen ergab eine bedeutende fungizide Wirkung bei Aspergillus- und Penicillium-Stämmen. Es hemmt außerdem die Ausbreitung von Mykotoxinen (den sehr gefährlichen Giften, die in verschimmelten Speisen entstehen).[64]

Myrrhenharz und -tinktur sind zur Behandlung von Geschwüren an den Beinen verwendet worden, aber zu diesem Zweck eignet sich besser das ätherische Öl. Das in raffiniertem Kokosöl aufgelöste Myrrhenöl kann auf diese Geschwüre sowie andere schlecht heilende Geschwüre oder Wunden aufgetragen werden.

Eine mit Wasser oder Alkohol hergestellte Pflanzentinktur hat jedoch nicht genau dieselbe therapeutische Wirkung wie das entsprechende ätherische Öl. Der Heileffekt von wasserlöslichen Substanzen ist im allgemeinen sehr viel schwächer als der von ätherischen Ölen, wenn er nicht gänzlich fehlt.

Mundhygiene

Viele Pflanzenheilkundige empfehlen Myrrhentinktur als Adstringens für die Schleimhäute in Mund und Rachen.

Myrrhe wird bis heute bei Mundgeschwüren und zum Gurgeln bei Halsentzündungen verwendet. Sie ist auch ein Wirkstoff von Zahnpasten. Myrrhentinktur wird für Mundwässer, zum Gurgeln, bei vereitertem Rachen, aufgesprungenen Lippen und lockerem Zahnfleisch eingesetzt. Der Geschmack des in Alkohol gelösten unbearbeiteten Harzes ist beißend, brennend, scharf und zugleich aromatisch. Die Tinktur gilt vielen als Heilmittel erster Wahl bei eitrigen Prozessen im Mund und am Zahnfleisch, lockerem, ungesundem Zahnfleisch und Halsentzündungen. Sie wirkt günstig bei Eiterfluß und Zahnfleischentzündungen.

Mrs. C. Leyel, die zwischen 1930 und 1950 viel über pflanzliche Heilmittel geschrieben hat, meinte: »Als Mundwasser und Zahnpulver gehört die Myrrhe zu den nützlichsten antiseptischen Substanzen für Zahnfleisch und Schleimhäute. Bei lockerem, ungesundem Zahnfleisch hat sie kaum ihresgleichen, denn sie adstringiert und heilt.« Sie sagt weiter, daß »die anregende Wirkung bei innerlicher Einnahme übermäßige Sekretbildung auf der Schleimhautoberfläche vermindert, die Herztätigkeit beschleunigt, den Magen anregt und stärkt, Hysterie und asthmatische Beschwerden lindert und Polypen auflöst«. Sogar Haarausfall soll durch Myrrhe verhindert werden![65]

Schleimhäute

Im *British Pharmaceutical Codex* von 1934 finden sich verschiedene Rezepte, die Myrrhe enthalten. Im Haupteintrag über Myrrhe heißt es, daß sie »im Hinblick auf die Schleimhäute mild desinfizierend und anregend ist«. Da sie übermäßige Schleimhautsekretionen vermindert, kann sie feuchtes Asthma lindern. In *The Complete Herbalist* von Dr. P. Phelps Brown, Newcastle Publishing, 1872, wird gesagt, daß Myrrhe das Schleimhautgewebe anregt, besonders bei exzessiver Sekretbildung, und als auswurfförderndes Mittel benutzt wurde. Myrrhenpulver und -tinktur werden in einem Eintrag des Deutschen Bundesanzeigers[66] zur Behandlung leichter Mund- und Rachenschleimhautentzündungen genannt.

Myrrhe ist ideal zum Inhalieren bei Bronchialbeschwerden. Das tiefe Einatmen des Dampfes von heißem Wasser, in das Sie ein paar Tropfen Tinktur gegeben haben, lindert Krampfhusten. Zwei gut dokumentierte Fälle über die Verabreichung von Myrrhe und Weihrauch an Kinder mit schweren Bronchialinfektionen wurden 1991 veröffentlicht.[67]

Blut

Aus *Commiphora mukul* extrahierte steroidähnliche Verbindungen wurden an Blutproben getestet. Das Ergebnis war eine ausgeprägte Verhinderung der Thrombozytenaggregation. Die Autoren der Studie schlugen die Verwendung dieses pflanzlichen Heilmittels bei Herzinfarkten und Thromboembolie vor.[68]

Einige Untersuchungen haben zwar gezeigt, daß Myrrhenextrakte die unterschiedlichsten Heilwirkungen haben; sie betrafen jedoch weitgehend die innerliche Verabreichung des Extrakts an Tiere und können daher nicht unbedingt auf Menschen übertragen werden. In mehreren Studien wurde festgestellt, daß Myrrhenextrakte die Serumlipide und das Cholesterin vermindern, eine Aggregation der Thrombozyten verhindern, entzündungshemmend wirken, die Phagozyten stimulieren und die Schilddrüse anregen. (*Delaveau P. et al., 1980, Planta medica 40, 49. Malhorta S. et al., 1971, Ind. J. Med. Res. 59 (10). Srivastava M. et al., 1984, J. Biosci. 6 (3) 277. Mester L. et al., 1979, Planta medica 37 (4) 357. Tripathi S. et al., 1975, Ind. J. Exp. Biol. 13 (1) 15.*)

Innerlich verabreichte Myrrhe senkte den Cholesterinspiegel und verhinderte die Bildung von arteriosklerotischer Plaque in der Hauptschlagader von Kaninchen.[69]

Andere Anwendungsmöglichkeiten

Es scheint, daß Myrrhe auch gegen Haarverlust hilft, denn wir hören, daß sie verhindert, daß »die Haare ausfallen«. Sie ergibt außerdem »ein anregendes und antiseptisches Gurgelwasser und sollte nur in kleinen Mengen verwendet werden«.[70]

Zuweilen heißt es auch, Myrrhe würde die Gebärmutter stimulieren. Sie soll bei Schwächezuständen des Körpers sehr nützlich und ein wertvolles Mittel bei ausbleibender Menstruation sowie Weißfluß sein.[71] Es gibt jedoch kaum wissenschaftliche Beweise dafür, daß Myrrhe die Gebärmutter anregt.

Einige natürliche Bestandteile der Myrrhe, die sogenannten *Furanosesquiterpenoide*, wirken insektizid. Entsprechende Forschungen wurden unternommen, nachdem man feststellte, daß somalische Schäfer Vieh mit Myrrhenharz behandelten, um Zecken fernzuhalten; auch in diesem Fall hat die moderne Medizin bewiesen, daß die alten Heilmittel funktionieren.[72] 1995 wurde eine Untersuchung über die in Äthiopien angewandten traditionellen Mittel zur Austreibung von Bandwürmern veröffentlicht. Die Studie wies nach, daß das Harz von C. *resinifula* in diesem Fall wirksam half.[73]

Die genannten Untersuchungen lassen darauf schließen, daß Myrrhenharz ein paar sehr wirkungsvolle natürliche Heilsubstanzen enthält. Durch weitere Forschungen sollte nun festgestellt werden, welche der vielen Myrrhenbaumarten die wirkungsvollsten Extrakte für welche Krankheiten liefern. Diese akademischen Untersuchungen müssen dann bei Anbau und Ernte der Bäume umgesetzt werden, damit die Heilwirkung verläßlicher wird. In bezug auf andere Pflanzen und Bäume, die kommerziell wichtige Heil- und Duftstoffe liefern, wurde eine solche Arbeit bereits unternommen; warum also nicht auch für die Myrrhe?

Die Verwendung von Myrrhe in der Aromatherapie

Myrrhe ist eine sehr klebrige, harzige Substanz, die daher in aromatherapeutischen Massagen oder Bädern nicht oft verwendet wird. Als Bestandteil von Mundwässern ist sie jedoch trotzdem von unschätzbarem Wert, besonders bei Zahnfleischentzündungen und Mundgeschwüren (Aphthen). Sie wirkt sehr gut bei Halsschmerzen, oft vermischt mit Zitrone und Thymian. Zum Auflösen des ätherischen Öls eignet sich 90%iger Alkohol am besten, aber selbst auf diese Weise ist der Vorgang noch schwierig. Manche Aromatherapeuten benutzen auch Weinbrand oder Wodka, um das ätherische Öl wenigstens teilweise aufzulösen; sie geben 1 Tropfen Thymian, 2 Tropfen Myrrhe und 2 Tropfen Zitrone zu einem Teelöffel Alkohol, Weinbrand oder Wodka. Die Mischung wird in einer 250-ml-Flasche, die mit destilliertem Wasser aufgefüllt wurde, gründlich geschüttelt. Wenn kein reiner Alkohol benutzt wurde, wird das ätherische Öl sich nicht vollständig auflösen; die Mischung ist aber trotzdem sehr effizient. Anstelle von destilliertem Wasser kann auch Milch benutzt werden, die ein natürlicher Emulgator ist.

Myrrhe wird manchmal in Aromalampen verwendet; sie gibt einer Duftmischung eine sehr feine, würzige Note. Verwenden Sie dafür am besten frisches, junges Öl, das noch einigermaßen dünnflüssig ist. Ein Tropfen genügt, denn das Öl ist sehr stark und kann andere ätherische Öle geruchlich überlagern. Es paßt gut zu Geranie, Zimtblatt und Patschuli.

Alte Rezepte, die Weihrauch und Myrrhe enthalten

Hier wegen des historischen Interesses wiedergegeben und nicht zur Verwendung empfohlen.

Arabische medizinische Texte
von etwa 750 n. Chr. (Al-Kindi)

Arznei für Abzesse, bei denen das Skalpell nicht angezeigt ist
Aloesaft, Myrrhe, Gummiammoniak, Grünspan zu gleichen Teilen. Zusammen zerstoßen, auf die Wunde sprengen und mit einem Tuch abdecken.

Bei Schmerzen durch verrottete Zähne, die durch Kälte beeinflußt werden
Myrrhe zerstoßen und innen und außen auf die Zahnbasis streuen. Dies müßte schnelle Linderung bringen.

Eine Zahnpasta gegen Zahnfleischschwund
Myrrhe, Tintenfischbein (Sepia), Borax zu gleichen Teilen. Zerstoßen, sieben und auf das Zahnfleisch des kranken Zahns legen.

Arznei bei schmutzigen, alten, teilweise verheilten Wunden
Wegerich mit Joghurt zerstoßen und eine Stunde in die Sonne legen. Die Wunde damit bestreichen, damit der Klumpen kleiner und lebendiger wird, wenn sie sich zusam-

menzieht. Bei schwacher Wärmezufuhr wird sie dünner und tröpfelt. Sie wird mit *Myrrhe* eingerieben, zerstoßener und gesiebter Bleiglätte und Rosenöl, so daß sie schnell vernarbt, wenn Gott will.

(Dieses Rezept klingt plausibel, denn es enthält Pflanzen mit adstringierenden, antimikrobiellen und heilenden Eigenschaften, auch wenn es wegen des giftigen Bleis zu Nebenwirkungen gekommen sein muß.)

Für Wunden am Hals
Myrrhe ein Teil, und Mehl der Djbt-Pflanze. Zu einer Masse verarbeiten und auf die Wunde streichen.

Bei entzündeten Wunden
Myrrhe, verbranntes Harz, Kassie und Zimt.

Arznei bei Nasenbluten und Gerstenkörnern
Spinnweben mit Gurke, *Myrrhe*, Weinessig, Gummi einer alten Eiche (?), chinesischer Tinte und Bernstein in Wasser verrühren. Läßt das Blut an der Öffnung des Gefäßes gerinnen.

Bei Husten, der durch Schnupfen verursacht wurde
Zucker zwei Teile, Süßholz ein Teil, *Weihrauch* ein Teil, Gummi arabicum zwei Teile, Gummi tragant ein Teil. Alles zerstoßen, sieben und mit Honig vermischen.

Einige »Perlen der Weisheit« aus medizinischen Texten um 1450 n. Chr.

Bei Kopfschmerzen

- Wermut, Wachs und *Räucherwerk* mit Eiweiß vermischen. In ein Leintuch geben und um den Kopf wickeln.
- *Weihrauch* und Taubendung mit weißem Mehl und einem Ei vermischen. In ein Leintuch geben und um den Kopf wickeln.

Bei infizierten Wunden

Bienenwachs, Grünspan, Schuhwichse, *Weihrauch*, Pech und Teer, Terpentin, Schafstalg vermischen und in einer Pfanne erhitzen. Wenn die Masse siedet, abkühlen lassen und in Dosen füllen. *(Anmerkung: Dieses Rezept ergab eine Salbe, die leicht adstringierend und möglicherweise leicht antiseptisch war.)*

Bei Gicht

Pech, Bienenwachs, *Weihrauch*, Schafstalg zu gleichen Teilen vermischen. Zusammen sieden lassen (d. h. die Masse erhitzen, bis sie kocht). Auf ein Leintuch geben, auf die gichtige Stelle legen, und sie wird heilen.

Um das Bluten aus einer Wunde zu stillen

Weihrauch, Aloe, feines Weizenmehl, ein Ei vermischen und zerkleinern, bis eine sämige Masse entsteht. Dieses Pflaster auf die beschädigte Ader legen und nicht entfernen, bis man sicher ist, daß die Wunde sich geschlossen hat. Die Paste wurde auch über feinem Haar oder Spinnweben auf die Wunde gegeben.

Migräne

1/2 Liter Essig, 1/4 Liter Senf und 30 Gramm *Weihrauch.* Zu einem Pflaster verarbeiten und auf den Nacken legen, und nach drei oder vier Malen solltest du gesund sein, wenn es recht heiß aufgelegt wird. *(Anmerkung: Eine faszinierende Kombination: Das heiße Pflaster erweitert die Kapillaren. Bei rechtzeitiger Anwendung müßte dies die Durchblutungsstörungen normalisieren, die den Migräneschmerz verursachen. Außerdem ist sehr wichtig, daß das Einatmen von Weihrauch emotional entspannt. Beachten Sie auch, daß die Anwendung mehrmals wiederholt werden sollte, damit eine Besserung eintritt. Der Senf wird natürlich auf der Haut gebrannt haben, wenn der Umschlag zu lange auf der Haut blieb oder die Haut besonders empfindlich war.)*

Rezepte aus dem »Leechbook of Bold«

Das angelsächsische »Leechbook of Bold« ist eine Sammlung von Heilrezepten aus dem 15. Jahrhundert; die zum Teil befremdlichen Rezepte enthalten oft auch Weihrauch.

Zunächst ein eher haarsträubendes Rezept gegen BLINDHEIT, das natürlich nicht empfohlen wird: »Ein wertvolles Wasser für die Augen, das jedem, der sein Augenlicht seit zehn Jahren verloren hat, dieses innerhalb von 40 Tagen wiedergibt. Nimm Sellerie, Gartenraute, Fenchel, Odermennig, Rote Betonie, Grindkraut, Nelkenwurz, Gemeine Hundszunge, Augentrost, Pimpernell und Salbei und destilliere sie zusammen mit ein wenig Urin* von einem Knaben und fünf Körnchen *Weihrauch*. Träufle diese Flüssigkeit jeden Abend in das wehe Auge.«

Ein anderes Rezept gegen SCHWELLUNGEN: »Nimm Speck, altes Schmalz und Schafstalg zu gleichen Teilen und *Weihrauch* und Wachs zu gleichen Teilen; Öl ein Drittel davon. Röste die Wurzel der Stockrose und zerstoße sie gut mit dem Fett; laß das Ganze sacht sieden, laß es abkühlen, gib es in Schalen und dann auf ein Leintuch und leg es auf die Wunde.«

Ein Rezept gegen LEPRA enthielt das gefährliche Quecksilber. »Nimm Quecksilber und Eberfett und schwarzen Pfeffer

---

* Heute wird die Urintherapie wieder empfohlen – siehe u. a. Carmen Thomas: Urin, ein ganz besonderer Saft und *Weihrauch*; und zerstoße alles zusammen und reibe damit das Gesicht ein und laß drei Tage keinen Wind an es herankommen, und es wird heil werden.«

Bei WUNDEN UND VERGRÖSSERTEN BRUSTWARZEN: »Misch *Weihrauch*pulver mit Essig und reibe sie damit ein, und sie werden klein werden.« *(Dies soll ein sehr altes und wirksames Mittel gegen diese Beschwerden sein. Die Kombination wirkt stark adstringierend, außerdem entzündungshemmend und heilend.)*

Bei KOPFSCHMERZEN: »Nimm *Weihrauch* und Taubendung, Weizenmehl, je 30 Gramm, und mische sie mit Eiweiß; und lege dies dahin, wo die Kopfschmerzen sind, und sie werden bald vergehen.«

Von früheren Kräuterheilkundigen angewandte Rezepte

Einige werden vielleicht immer noch benutzt, aber am besten von Menschen, die entsprechend qualifiziert sind.

Räucherpulver zur Geruchsverbesserung im Krankenzimmer
Weihrauch 10 Gramm, Benzoe 20 Gramm, Styraxgummi 10 Gramm, Kaskarilla 15 Gramm, Kaliumnitrat 5 Gramm, Wasser 5 Gramm, 90%iger Alkohol. Das Kaliumnitrat mit dem Wasser befeuchten; das grobkörnige Pulver mit Alkohol vermischen und trocknen lassen. Wegen des Kaliumnitrats schwelt das Pulver langsam vor sich hin, anstatt schnell mit heller Flamme zu verbrennen.

Räucherpulver
Benzoe, *Weihrauch*, Styrax, Mastix, Bernstein, Kaskarilla, Veilchenwurzel, Sandelholz zu einem grobkörnigen Pulver verarbeiten und auf eine heiße Oberfläche streuen.

Arabisches Räucherpulver
Grobkörniges Pulver von: Gewürznelken 50 Gramm, Kassie 50 Gramm, Kaskarilla 100 Gramm, Benzoe 100 Gramm, *Weihrauch* 1000 Gramm; mischen und in einem Räuchergefäß verbrennen.

Nepalesisches Räucherpulver
Zwei Eßlöffel *Weihrauch*, 1/4 Tasse Wacholderblätter, 1/2 Tasse Sandelholz, zwei Eßlöffel Zimt, zwei Eßlöffel Patschuli, eine Tasse und ein Eßlöffel pulverisiertes Zedernholz, 3/4 Tasse Wasser, ein Eßlöffel Kaliumnitrat, Tragantpulver bei Bedarf.

Bei Nasenbluten
Dioskurides meinte, daß »Porreesaft, vermischt mit *Weihrauch*, Blutungen stillt, besonders solche aus der Nase«.

Bei Epilepsie
Hasenlunge, Weißwein, *Weihrauch* und andere Harze.

Verjüngende Gesichtsmaske
Schwefel 30 Gramm, *Weihrauch* 60 Gramm, Myrrhe 30 Gramm, Ambra 6 Drachmen. Einzeln zerreiben, dann vermischen, 1/2 Liter Rosenwasser dazugeben. Im Wasserbad erhitzen. Das Wasser, das sich niederschlägt, muß in einem dicht verschlossenen Gefäß aufbewahrt werden. Zur Benutzung mit einem feinen weißen Tuch hineintupfen, das Gesicht vor dem Schlafengehen damit einreiben und morgens mit Gerstenwasser abwaschen. Das Gesicht wird so klar und schön, daß alle sich wundern und es küssen möchten!

Bei Diphtherie

Flüssiger Echinacea-Extrakt 30 Gramm, flüssiger Extrakt von Grindelia camporum 30 Tropfen, flüssiger Extrakt von Calendula officinalis 60 Tropfen, Myrrhentinktur 20 Tropfen, Hydrastis-Tinktur 30 Tropfen. Mit Wasser auf insgesamt 240 Gramm Flüssigkeit auffüllen. Dosierung: Ein Teelöffel alle drei Stunden.

Bei Halsentzündung

Flüssiger Echinacea-Extrakt 30 Gramm, flüssiger Extrakt von Calendula officinalis 15 Gramm, Hydrastis-Tinktur 30 Tropfen, Myrrhentinktur 20 Tropfen. Mit Wasser auf insgesamt 240 Gramm Flüssigkeit auffüllen. Dosierung: Ein Teelöffel alle drei Stunden.

Einlauf

Flüssiger Extrakt von wilder Yamswurzel 30 Gramm, flüssiger Myrrhenextrakt 20 Tropfen. Mit Wasser auf insgesamt 600 Gramm auffüllen.

Zur Behandlung von Durchfall und Magen-Darm-Blutungen

Grobkörniges Catechu-Pulver 120 Gramm, Lorbeerbaumrinden-Pulver 30 Gramm, Zimtrindentinktur 30 Tropfen, Lavendeltinktur 30 Tropfen, Myrrhentinktur 30 Tropfen, mit 60%igem Alkohol auf insgesamt 600 Gramm Flüssigkeit auffüllen. Dosierung: 50 bis 60 Tropfen.

Salbe für alte Wunden

Lorbeerbaumwachs 30 Gramm, Myrrhentinktur 10 Tropfen, Gummiterpentin 30 Gramm, Olivenöl 30 Gramm; zu einer Salbe verarbeiten.

Rezept für Mundwasser, wie es früher von der Apotheke des Guy's Hospital zubereitet wurde
Boraxglyzerin 30 Gramm, Myrrhentinktur 5 Tropfen, destilliertes Wasser 30 Gramm.

Borsäure-Mundwasser, wie es früher vom Royal Dental Hospital und der Apotheke des Krankenhauses St. Bartholomew zubereitet wurde
Borsäure, Krameria-Tinktur, Eau de Cologne, Myrrhentinktur.

Bei Fettleibigkeit
Echinacea und Königskerze zu gleichen Teilen, *Myrrhe* ein viertel Teil. Zwei Teelöffel pro Tasse Wasser zwanzig Minuten ziehen lassen; alle vier Stunden eine viertel Tasse trinken.

Einreibemitel für Prellungen und Verstauchungen
Kanadische Gelbwurz, Arnika, Cayennepfeffer und *Myrrhe* ein paar Wochen in Alkohol einlegen.

Bei Schwindsucht
In einem Eigelb aufgelöster *Weihrauch*, der mit Gerstenwasser zu einer Emulsion verarbeitet wird, wirkt günstig bei Schwindsucht, wenn fast alle anderen Mittel versagen.

Zum Schluß ein Extrakt aus A Kentish Herbal *für
Wunden, Prellungen und Hautleiden. Das Rezept, mit dem
Blutungen zum Stillstand gebracht werden sollen, verarbeitet
altägyptische Mumien.*

Nimm Aloe, *Myrrhen*-Mumie*, Sandragon, jeweils 15 Gramm, Siegelerde, Ammoniak, Beinwell-Wurzeln, getrockneten Mastix, *Olibanum*, je 3 Drachmen, Geigenharz 15 Gramm, zerreibe alles zu feinem Pulver, vermische es, nimm ein wenig Pulver und vermische es mit einem geschlagenen Eiweiß und lege es auf den Flaum eines Hasen und fülle die Wunde damit.

---

* Eingetrocknete Mumien waren im Mittelalter und in der Renaissance eine Zeitlang als Heilmittel sehr gefragt. Sie wurden als Medikament gegen Lähmungen, Herzschwäche, Husten, Epilepsie und zahllose andere Beschwerden verwendet. Ein jüdischer Arzt namens El Magar begann offenbar um 1300 n. Chr., gegen fast jedes Leiden eine »Mumie« zu verschreiben. Das Verfahren muß ziemlich erfolgreich gewesen sein, denn nach kurzer Zeit waren »Mumienarzneien« stark gefragt. (*The Secret Medicine of the Pharaos by Cornelius Stetter, Edition Q*). Echte Mumien waren nicht immer leicht zu bekommen, und zweifellos wurde oft irgendein »Ersatz« benutzt. Kann eine echte Mumie irgendwie positiv gewirkt haben? Es ist denkbar, denn die Original-Mumien waren verschwenderisch mit Harzen und Gewürzen durchtränkt, und Kräuter wie z. B. Rosmarin wurden zwischen die Bandagen gelegt. Aber kann die Heilwirkung der Pflanzen über die Jahrhunderte hinweg erhalten geblieben sein? Wer weiß?

Sicherheitsvorkehrungen

»Die erste Regel lautet: Nicht schaden.«

Hippokrates, um 460 v. Chr.

Ätherisches Weihrauch- und Myrrhenöl wird in der Aromatherapie vielfältig genutzt; Weihrauch vor allem für Massagen und als Raumduft, Myrrhe eher in Mund- und Gurgelwässern. Weil Myrrhenöl sehr dickflüssig ist, eignet es sich für die Anwendung auf der Haut weniger. Man geht im allgemeinen davon aus, daß die Öle gefahrlos angewendet werden können. Trotzdem hielten wir es für interessant, hier einige Forschungsergebnisse über die allgemeine Anwendung und eventuelle Risiken zu rekapitulieren.

Weihrauch

Ein Bericht für R.I.F.M. (*Klingman A.* 1971) legt dar, daß eine 8%ige, an Menschen getestete Lösung von Weihrauch-Gummi und ein Extrakt aus dem Gummi keine Anzeichen für eine Hautreizung oder -sensibilisierung ergab. Andere Experimente haben jedoch eine sehr geringe Zahl von unerwünschten Hautreaktionen nach der Verwendung von unraffinierten Weihrauchharzextrakten verzeichnet.

Außerdem hat die Verwendung von Olibanum (Weihrauch) in Heftpflastern und Parfüms bei empfindlichen Menschen zu Dermatitis geführt. (*Greenberg L. & Lester D. 1954, Handbook of Cosmetic Materials, New York, Interscience.*

Schwartz L. et al., 1957, Occupational Diseases of the Skin, 3rd Ed., Philadelphia, Lea and Febiger, S. 637–672.)
Weihrauchharze sind auf ihre Toxizität getestet worden; dabei hat sich herausgestellt, daß sie keine Gefahr für den Menschen darstellen. Das US-amerikanische Bundesamt für Ernährung und Arzneimittel hat die Verwendung von Weihrauch in Nahrungsmitteln erlaubt. Der Europarat (1974) erlaubte seine Verwendung in Lebensmitteln mit einer eventuellen Wirkstoffbegrenzung.
Bei bereits bestehenden Allergien ist Vorsicht geboten, damit es nicht zu unerwünschten Hautreaktionen kommt.

Myrrhe

Myrrhenöl ist auf seine Toxizität getestet worden; dabei hat sich herausgestellt, daß es keine Gefahr für den Menschen darstellt. Das US-amerikanische Bundesamt für Ernährung und Arzneimittel hat die Verwendung von Myrrhenöl in Nahrungsmitteln erlaubt. Der Europarat (1984) erlaubte seine Verwendung in Lebensmitteln mit einer eventuellen Wirkstoffbegrenzung.
Myrrhe ist Geschmackskomponente von alkoholischen und nichtalkoholischen Getränken, tiefgefrorenen Desserts auf der Basis von Milchprodukten, Backwaren, Gelatine und Puddings, Fleisch und Fleischprodukten (*Encyclopedia of Common Natural Ingredients, A. Leung & Steven Foster, 1996*). Myrrhengummi von *Commiphora molmol, Commiphora abyssinica* und anderen *Commiphora*-Arten sind in einem Bericht des US-amerikanischen Bundesamtes für Ernährung und Arzneimittel von 1975 als ungefährliche Pflanzen aufgeführt.

Ätherisches Myrrhenöl, das in einer 8%igen Lösung getestet wurde, verursachte auf menschlicher Haut keine Reizung oder Sensibilisierung *(Epstein W. 1973, Report to the R.I.F.M.)*. In einer 8%igen Lösung getestetes Myrrhenabsolue jedoch verursachte auf menschlicher Haut keine Reizung, wohl aber bei zwei von 25 freiwilligen Testpersonen eine Sensibilisierung *(Epstein W. 1980 & Klingman A. 1976, Reports to the R.I.F.M.)*. Auch nach der Anwendung des unbearbeiteten Harzextraktes sind unerwünschte Hautreaktionen beobachtet worden. Es gibt ein paar Berichte über die Sensibilität beim Kontakt mit einigen Arten des Baums mit einer belegten Crossover-Sensibilität auf andere Balsame.

Umgekehrt entwickelte ein Patient, der eine Kontaktdermatitis auf Benzoetinktur bekam und dem dann 18 verschiedene Proben mit verschiedenen Gummiharzen gegeben wurden, eine Crossover-Sensibilisierung auf Myrrhengummiharz *(Spott D. & Shelley W. 1970, American Medical Association 214 (10) 1881–1882)*.

Einer von 13 Patienten mit einer Kontaktsensibilität auf Perubalsam zeigte eine positive Testreaktion auf Myrrhengummiharz *(Hjorth N. 1961, Eczematous Allergy to Balsams. Munksgaard, Kopenhagen)*.

Commiphora gileadense (Synonym: *Balsamodendron gileadense*) stand im Verdacht, allergische Reaktionen auszulösen *(Bardel S. 1935, Les dermatoses par bois toxiques, S. 91)*.

Commiphora pyracanthoides löste ein stechendes, brennendes Gefühl auf den Lippen aus, dem eine Schwellung folgte *(Watt J. & Breyer-Brandwijk M. 1962, The Medicinal and Poisonous Plants of Southern Africa, 2nd Ed., Edinburgh, E. & S. Livingstone)*. Wer an Allergien auf Kosmetika und Parfüms leidet, sollte Myrrhe daher besser nicht auf der Haut verwenden.

Einige sehr beschränkte Tierversuche deuten darauf hin, daß Extrakte von *Commiphora mukul* eine leicht anregende Wirkung auf die Schilddrüse haben. Leute mit Schilddrüsenüberfunktion sollten daher die innerliche Anwendung von Myrrhe vermeiden (die innerliche Anwendung ätherischer Öle wird von den meisten Aromatherapeuten nicht praktiziert).

Bei Anwendung der richtigen Menge kann das ätherische Öl als ungefährlich betrachtet werden; da man sich auf die chemische Zusammensetzung jedoch nicht unbedingt verlassen kann, sollte man genau auf Hautreizungen achten. Früher stand Myrrhe in dem Ruf, die Gebärmutter anzuregen, weshalb manche Leute meinen, sie sollte nicht während der Schwangerschaft angewandt werden; es gibt jedoch keine fundierten Daten über eine entsprechende negative Wirkung. Falls eine emmenagogische, d. h. menstruationsfördernde Wirkung existiert, tritt sie wahrscheinlich eher bei der innerlichen Anwendung von Myrrhe ein als bei der äußerlichen. The *British Herbal Pharmacopoeia* 1983 erwähnt diese Kontraindikationen nicht.

Wie bei der Verwendung aller aromatischen Substanzen empfiehlt es sich, die Anwendung von Zeit zu Zeit zu unterbrechen, damit eine Hautsensibilisierung sich gar nicht erst aufbauen kann.

Allgemeines

Unerwünschte Hautreaktionen auf aromatische Pflanzen scheinen mit der zunehmenden Reinheit der aus den Rohmaterialien extrahierten ätherischen Öle abzunehmen. Versuche mit freiwilligen Testpersonen, bei denen das Harz oder das ätherische Öl angewandt wurde, haben gezeigt, daß die ätherischen Öle als völlig ungefährlich betrachtet werden können.

Aromatherapeuten und informierte Benutzer von ätherischen Ölen sind natürlich mit der korrekten Anwendung der Öle vertraut. Für diejenigen, die die Duftwonnen dieser Öle noch nicht erlebt haben, geben wir nachfolgend ein paar Tips zur Anwendung und zu den Sicherheitsvorkehrungen.

Ätherische Öle:
- Sollten nicht pur auf die Haut aufgetragen werden. Für Massagemischungen genügen ein oder zwei Tropfen ätherisches Öl pro Teelöffel Basisöl (z. B. Mandelöl, Sonnenblumenöl, Traubenkernöl). Dieser Rat gilt nur für Weihrauch und Myrrhe; bei anderen ätherischen Ölen ist die zuträgliche Menge unterschiedlich. Pfefferminze und Thymian etwa können in dieser Konzentration die Haut reizen.
- Dürfen von Kindern nicht unbeaufsichtigt benutzt werden.
- Weihrauch und Myrrhe können in Duftlampen verwendet werden; lassen Sie aber nie eine Duftlampe mit Kerze über Nacht an, und verwenden Sie sie auch nicht unbeaufsichtigt im Zimmer eines Kindes. Myrrhenöl ist für kalt betriebene Zerstäuber nicht geeignet, weil es zu dick und klebrig ist.
- Dürfen nicht in die Augen gelangen.
- Dürfen nicht unbeaufsichtigt in der Reichweite von Leuten mit Lernschwierigkeiten bleiben.

- Dürfen nicht unbeaufsichtigt von Leuten benutzt werden, die unter dem Verlust der manuellen Geschicklichkeit leiden.
- Sollten nicht in Flaschen aufbewahrt werden, die keinen fest installierten Tropfenzähler haben. Der Inhalt kann leicht von einem Kind konsumiert werden.
- Sollten nicht von Leuten benutzt werden, die innerhalb von 15 Minuten nach einer Massage mit entspannenden oder sedierenden ätherischen Ölen ein Auto oder ein sonstiges Fahrzeug fahren wollen. Diese Vorsichtsmaßnahme ist noch wichtiger, wenn der Betreffende Medikamente, gesellschaftlich akzeptierte Drogen oder Alkohol nimmt, die für sich schon schläfrig machen oder die Konzentration herabsetzen.
- Die Fläschchen sollten aufrecht stehend aufbewahrt werden, damit kein Öl aussickern kann.
- Sollten vor Sonnenlicht und Wärme geschützt werden.

Lassen Sie den gesunden Menschenverstand walten, wenn Sie gesunde Düfte verwenden!

Fallgeschichte: Robert
Aromatherapeut: Wanda Sellar

Robert war Anfang Sechzig, als er zu einer aromatherapeutischen Behandlung kam. Vor ein paar Jahren war er schlimm gestürzt, was seine berufliche Laufbahn beendete. Der Fall hatte seinen Beckengürtel verdreht, und infolgedessen hatte er fast ständig Schmerzen. Sein linkes Knie machte ihm Beschwerden, und seine Wadenmuskeln beschrieb er als »tot«. Außerdem hatte er starke Blähungen, Krampfadern und seit dem Unfall Atemschwierigkeiten.

Trotz alledem war er ein fröhlicher Mensch und versuchte immer, sich eine positive Grundstimmung zu bewahren.

Nachdem ich seine Fallgeschichte aufgenommen hatte, entschied ich mich für ätherische Öle, die schmerzlindernd, blähungstreibend und hilfreich für die Atemwege und den Kreislauf waren. Ich wählte Lavendel, um die Muskeln zu entspannen, Dill als Karminativum und Weihrauch zur Regulierung der Atmung. Nach der ersten Behandlung, die aus einer Massage mit den ätherischen Ölen bestand, sagte er, er fühle sich kräftiger, obwohl er die Schmerzen und die anderen Symptome noch spüre. Aber er meinte, die Aromatherapie hätte sein Wohlbefinden verbessert, und entschloß sich zu wöchentlichen Behandlungen.

Nach der dritten Behandlung fühlte er sich nicht mehr so aufgetrieben, und seine Blähungen waren vergangen, was ihm sehr gefiel, weil er sie als außerordentlich störend empfunden hatte. Er sagte auch, er fühle sich ausgeglichener, und sein Solarplexus sei wieder warm, wodurch er mehr Energie habe. Nach der fünften Behandlung meinte er, er hätte nicht mehr solche Schmerzen, und seine Atmung sei besser geworden. Ich hatte in der Mischung jedes Mal Weihrauch verwendet und Dill zuweilen durch Ingwer ersetzt, damit die Verdauung sich beruhigte. Im weiteren Verlauf der Behandlung hatte er das Gefühl, seine Muskeln würden sich leichter anfühlen und er würde seinen Körper nicht mehr so »herumschleppen«. Er meinte, seine Verdauung und seine Atmung wären wesentlich besser geworden. Weil er besser atmete, nahm sein Körper natürlich mehr Sauerstoff auf, und die Organe arbeiteten effizienter.

Nachdem Robert etwa zwei Monate lang wöchentlich gekommen war, reduzierte er seine Besuche zunächst auf zwei und dann auf eine Behandlung im Monat, die der allgemeinen Kräftigung dienen sollte. Die aromatherapeutische Massage und die ätherischen Öle hatten sein Leben verändert. Er hatte jetzt sehr viel weniger Schmerzen und konnte leichter atmen.

Fallgeschichte: Patrick

Patrick litt unter einem sehr steifen Nacken und Rückenschmerzen. (Er hatte außerdem gravierendere Beschwerden, die allopathisch behandelt wurden.) Er kam vor allem zur aromatherapeutischen Behandlung, um die Schmerzen zu lindern und sich etwas Gutes zu tun. Ich wählte Lavendel, Bergamotte und Muskatellersalbei, auf die er sehr gut ansprach.

Schon nach der ersten Sitzung waren die Schmerzen abgeklungen, aber er kam trotzdem regelmäßig, denn er genoß die Massagen und wollte oft nur eine Rücken- und Nackenbehandlung. Er war inzwischen von der Wirksamkeit ätherischer Öle überzeugt und benutzte sie zu Hause bei leichten gesundheitlichen Beschwerden und um sich zu verwöhnen. Eines Tages kam er zu seiner üblichen Rückenmassage, und als ich nach seinem aktuellen Gesundheitszustand fragte, sagte er mir, er hätte gerade einen Husten und eine Erkältung überstanden. Er hatte sich selbst mit einem ätherischen Öl behandelt, und überrascht und erfreut stellte ich fest, daß das Öl, das so gut gewirkt hatte, Weihrauch gewesen war!

Weihrauch und Myrrhe in der Parfümerie

Nicht sehn kann ich, welch Blumenart zu meinen Füßen wächst,
und nicht die zarte Weihrauchwolke in den Zweigen.
Doch in aromatisch-duft'ger Dunkelheit erahn ich jene Süße,
womit jedwede Jahreszeit dann schmückt
das Gras, das Dickicht und den wilden Obstbaum,
Weißdorn und die idyllisch schott'sche Rose dort am Zaun,
das schnell verblüh'nde, blattverhüllte Veilchen
und auch der Maienzeit gewachs'nes Kind,
die Moschusrose, jungblütig und voll frischem Wein
sowie der Sommerabend-Fliegen geisterhaftes Surren.

John Keats: Ode an eine Nachtigall

Frühe Anfänge

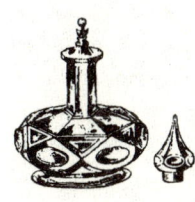 Die Duftkultur begann, als ein Mensch zum ersten Mal die Luft einatmete und sich am Wohlgeruch der Natur erfreute. Denn der erste Sinn, der sich entwickelt, ist der Geruchssinn. Wie sehr wir von ihm abhängig sind, zeigt sich an der Fähigkeit des Säuglings, vom sechsten Tag nach der Geburt an den Geruch seiner Mutter zu erkennen; *Isobutylaldehyd* ist die wissenschaftliche Bezeichnung für den malzigen Milchgeruch, durch den der Säugling die Brustwarze seiner Mutter und damit die Quelle seines Überlebens findet.[74] Der Geruchssinn informiert uns über die Beschaffenheit der Dinge, nimmt Glück oder Gefahr vorweg. Es ist durchaus möglich, daß die Existenz des frühen Menschen von seiner Fähigkeit abhing, Nahrungsmittel, potentielle

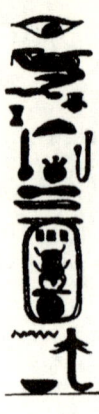

Partner und verborgene Feinde per Geruchssinn ausfindig zu machen.

Man nimmt an, daß Duftstoffe interessant wurden, nachdem das Feuer entdeckt und gebräuchlich war. Vielleicht bemerkten unsere Vorfahren, daß schwelende Pflanzenteile einen angenehmen Duft abgaben. Zu diesen wohlriechenden Substanzen könnten Sandelholz, Zimtrinde, aromatische Wurzeln, Vetiver und harzige Stoffe wie etwa Benzoe, Weihrauch und Myrrhe gehört haben. Sie bilden heute den zentralen Teil von Düften, die wir als »schwer« oder »dunkel« beschreiben.

Bevor Aromata der Attraktivität der eigenen Person dienten, wurden sie als Räucherwerk zur Verehrung der Götter verbrannt. Dieser Brauch beruhte offenbar auf der weltweiten Überzeugung, daß die Götter die Macht besaßen, die Natur und das Schicksal des Menschen zu steuern. Da die Götter als allmächtig betrachtet wurden, konnte ihr Urteil durch Verehrung und Opfergaben beeinflußt werden. Man nahm an, der das Opfer begleitende duftende Rauch würde die Gebete und Bitten gen Himmel tragen. Der Brauch, Räucherwerk zu verbrennen, entwickelte sich schnell, und die Kunst der Parfümerie scheint aus religiösen Ritualen hervorgegangen zu sein. Der lateinische Ausdruck »per fumum«, der »durch den Rauch« bedeutet, ist der Ursprung des Worts »Parfüm«.

Arabien, das Gummiharze und Harze exportierte, war wegweisend in der Welt der Parfümerie; nachdem Petra und Gaza als jeweilige Zentren des Exporthandels einen Niedergang erlebten, wurde im 6. Jahrhundert n. Chr. Konstantinopel allmählich zum Mittelpunkt des Parfümwesens. Eine

Beschreibung der Hagia Sophia aus dieser Zeit erwähnt Hunderte von Duftlampen. Parfümbestandteile wie z. B. Weihrauch und Myrrhe wurden bis weit ins Mittelalter hinein nach Europa exportiert.

Anscheinend waren jedoch die alten Ägypter die ersten, die Parfümkomponenten systematisch dokumentierten. Schon etwa 3000 v. Chr. war ihre Verwendung in der Heilkunde, in der Kosmetik und in der Religion weit verbreitet. Ein paar sehr beeindruckende Parfümrezepte von 176 v. Chr. wurden auf der Wand des zum Horustempel gehörenden alten Labors in Edfu in Südägypten gefunden. Die östlichen Völker – Chinesen, Assyrer, Chaldäer, Babylonier, Syrer und Perser – waren ebenfalls Experten in der Herstellung von Parfüms. Von Plinius hören wir, daß die ersten Parfüms den Persern zugeschrieben werden müssen, denn sie »legten sich ganz in sie hinein«. Er fügte hinzu, daß dies nur gut sei, denn ihr natürlicher Körpergeruch ließe doch sehr zu wünschen übrig!

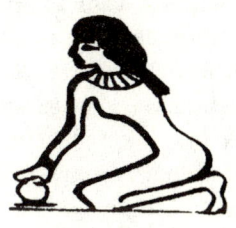

Frau beim Rollen einer Paste

Die Ägypter gehörten offenbar auch zu den ersten, die entdeckten, daß Öl, z. B. Olivenöl, den Duft des aromatischen Materials annimmt, das in das Öl hineingelegt wird. Zur Herstellung solcher »Parfüms« wurden außerdem Sesamöl, Balanosöl, Colocynth-Öl und sogar Nilpferdfett herangezogen. Die Parfüms waren natürlich ganz anders als die, die uns heute zusagen. Die Pflanzenessenz wurde gewonnen, indem man das Material wie oben erwähnt in ein gebundenes Öl einlegte und die Mischung dann immer wieder durch Leinensäckchen preßte, bis eine aromatische Flüssigkeit entstand.

Gummiharze und Harze wurden den Salben und Parfüms nicht nur wegen ihres Dufts beigegeben, sondern auch, um andere Zutaten zu fixieren, d. h. haltbar zu machen. Das *Khol*, das schwarze Pulver, mit dem die ägyptischen Frauen ihre Augenlider bemalten, bestand aus verkohltem Weihrauch oder einem anderen duftenden, mit Weihrauch vermischten Harz. Zur Herstellung eines Enthaarungsmittels wurde es geschmolzen oder zur Parfümierung der Hände mit anderen Zutaten zu einer Paste verarbeitet. Kleopatra soll Antonius in Wolken von Räucherwerk begrüßt haben.

Die Palette der Pflanzen, die einem altägyptischen Parfümeur zur Verfügung standen, war umfangreich und umfaßte Galbanum, Kassie, Kardamom, Zedernholz, Angelika, Benzoestorax, Labdanum sowie Weihrauch und Myrrhe. Möglicherweise kannten die Ägypter auch tierische Extrakte wie Ambra, Moschus und Zibet. Sie geben Parfüms eine sehr warme Note, werden wegen der Kosten und aus Umweltschutzgründen heute jedoch weitgehend synthetisch hergestellt.

Im alten Ägypten waren Parfümerie, Heilkunde und Religion Aspekte ein und derselben magischen Kunst. Räucherwerk und Parfüm besaßen einen gleichsam mystischen Status, und *Kyphi*, das berühmteste Parfüm der Ägypter, war im Land der Pharaonen überall bekannt. Es war das gefeiertste Parfüm zur Zeit der Ägypter. War es der Duft, der das Volk entzückte? Oder war der das Immaterielle evozierende Charakter dieser Duftmischung eine Folge ihrer Verwendung in der Religion? Auf jeden Fall wurde sie auch mit einigen ganz praktischen Zielsetzungen angewandt: zum Ausräuchern von Nagetieren, Insekten und Fliegen, die in einem heißen Klima gedeihen; als Arznei gegen Lungenbeschwerden und Schlangenbisse. Die geheimnisvollste Eigenschaft von *Kyphi* könnte jedoch seine Wirkung auf die Gefühle gewesen sein. Der bekannte Historiker Plutarch (46–126 n. Chr.) meinte, *Kyphi* könne »Furcht nehmen und Träume angenehm machen«. Das Wesen des Menschen ändert sich offenbar kaum: Auch wir haben unsere Träume, und das Bedürfnis, bewundert und geliebt zu werden, verbirgt sich oft hinter einer Wolke von Parfüm. Dies war sicher das, was Parfüms in der Vergangenheit verheißen haben und was auch heute noch ihre Anziehungskraft ausmacht. Zutaten wie Weihrauch und Myrrhe werden in der modernen Parfümerie noch genauso verwendet wie in antiken Mischungen, etwa *Kyphi*.

Vieles weist darauf hin, daß die Parfümeurskunst im alten Ägypten von der Priesterkaste entwickelt wurde. Joyce Filer erwähnt in dem Buch *Disease (Egyptian Bookshelf, British Museum Press, S. 60)* jedoch einen Zwerg namens Khnumhotep, der »Vorsteher der Düfte« und »Leiter der Kleiderkammer« gewesen sein soll. Bedeutet dies, daß die Parfümerie nicht immer die ausschließliche Domäne der Priester war? Ihre Rolle als Ärzte würde natürlich darauf schließen lassen, daß sie für ihre Heilsalben reichlich aromatische Pflanzen benutzten. Die Herstellung von Parfüms zu ästhetischen Zwecken wäre daher ein logischer Schritt. Die Techniken zur Produktion von Parfüms sind jedoch immer noch von Geheimnissen umhüllt. Die Flachreliefs der Ägypter bilden nur die rudimentärste Ausstattung ab, weshalb wir über das Niveau ihrer Arbeit und ihrer Sachkenntnis nur spekulieren können.

Die Ägypter tauschten ihr Wissen über Parfüms mit den Assyrern, Babyloniern, Chaldäern, Hebräern, Persern und Griechen aus, die auf der Basis der bei ihnen heimischen Pflanzen jeweils eigene Parfümtypen entwickelten. Aber auch ihre Mischungen enthielten oft Weihrauch und Myrrhe.

Die früheste Erwähnung aromatischer Substanzen in der Bibel weist auf die Wichtigkeit aromatischer Gummiharze hin. Als die Ismaeliter um 1730 v. Chr. mit ihren Kamelen aus Gilead zurückkehrten, hatten sie Gewürze, Balsam und Myrrhe dabei *(Genesis 37:25)*. Die Hebräer erwarben ihre Kenntnisse in der Parfümherstellung bei ihrem erzwungenen Aufenthalt im Land der Pharaonen. Die Strafen, die Moses im Falle der privaten Verwendung von Duftölen und Räucherwerk dekretierte, scheinen zu beweisen, daß die Hebräer genauso wie die Ägypter Parfüms zur Steigerung der persönlichen Attraktivität benutzten, hauptsächlich als Hilfsmittel zum Verführen.

Im *Buch der Sprichwörter, 17:17–18,* heißt es:

»Ich habe mein Lager besprengt mit Myrrhe, Aloe und Zimt. Komm, wir wollen bis zum Morgen in Liebe schwelgen, wir wollen die Liebeslust kosten.«

Das Alte Testament berichtet auch, daß Esther sechs Monate lang in Myrrhe badete, bevor sie das Herz des altpersischen Königs Ahasverus eroberte *(Esther 2:12)*. Heutzutage ist dies sicher nicht zu empfehlen!

Altes Griechenland und Rom

Die Griechen wurden zu Meistern in der Kunst der Parfümerie und in der Zubereitung der unterschiedlichsten Kosmetika. Neben Räuchermitteln, parfümierten Ölen und Salben, die sie wahrscheinlich durch Einweichen duftender Pflanzenteile in Pflanzenöl herstellten, produzierten und benutzten sie Unmengen von Duftwässern. Theophrast schreibt in seiner Abhandlung *Über die Gerüche, 20–23*, daß »fast alle Gewürze und süßen Düfte außer Blumen trocken, heiß, adstringierend und beißend (sauer) sind. Einige besitzen auch eine gewisse Bitterkeit, so Iris, Myrrhe, Weihrauch und Parfüm allgemein.« Er sagt weiter, daß Myrrhe bei der Herstellung von Parfüms die besondere Qualität besitzt, Düfte »haltbar zu machen«. Während der Duft der meisten Substanzen/Pflanzen schnell verging, hielt der von Myrrhe sich zehn Jahre und wurde sogar mit fortschreitendem Alter immer besser.

Myrrhenöl beziehungsweise Stakte war das beständigste der bekannten Parfüms. Theophrast teilt mit: »Wenn Myrrhe verletzt wird, fließt ein Öl aus ihr heraus: Es wird ›Stakte‹ (in Tropfen) genannt, weil es langsam in Tropfen herausfließt …« Wenn man Stakte auf die Haut aufbringt, hält der Duft sich einige Zeit. Theophrast bemerkte auch, daß in süßen Wein eingelegte Myrrhe dessen Duft verstärkte. Das bedeutendste Parfüm zur Zeit von Theophrast war *Megaleion*, zu dessen Hauptzutaten Myrrhe gehörte. Andere geschätzte Parfüms, die Myrrhe enthielten, waren *Susinon* (weitere Zutaten: Lilie, Kalmus, Kardamom); *Amarakinon* (Zimt, indische Narde, Costus); und *Nardinon* (indische Narde, Costus, Kardamom). Es gab auch ein sogenanntes »ägyptisches Parfüm« auf der Basis von Myrrhe und Zimt.

Der römische Historiker Plinius (23–70 n. Chr.) war ebenfalls überzeugt, daß aromatische Gummiharze zur Fixierung des Dufts von festen Parfüms unerläßlich seien. »Er (der Duft) verliert sich und verschwindet sehr schnell, wenn ihre Substanzen (d. h. die der aromatischen Gummiharze) nicht verwendet werden«, soll er gesagt haben. Die Römer bewahrten ihre Parfüms und Salben in herrlichen Gefäßen aus Alabaster, Glas und Onyx auf. *Mendesian* war damals eins der berühmtesten Parfüms, das Myrrhe enthielt. Salben waren fest, flüssig oder pulverförmig. Plinius erwähnt, daß »Myrrhe auch dann eine Salbe ergibt, wenn sie allein benutzt wird, ohne Öl, falls die Stakte-Art benutzt wird«. Plinius weist auch darauf hin, daß Myrrhe zum Verfälschen anderer Substanzen herangezogen wurde. Ein römischer Beamter namens Theophanes, der Anfang des 4. Jahrhunderts n. Chr. nach Ägypten reiste, verzeichnete Myrrhe in seinem Gepäck, wahrscheinlich um sie nach dem Waschen als Lotion aufzutragen.[75]

Parfümkunst heute

Duftmoden kommen und gehen in Abhängigkeit von der jeweiligen Zeit. Jede Epoche scheint eine bestimmte Duftnote zu bevorzugen. Eine Zeitlang waren im Osten die sogenannten *orientalischen* Parfüms mit ihren schweren, würzigen Noten am beliebtesten. Die Ursprünge der Parfümerie in Japan gehen auf die Ausübung des Buddhismus zurück (der dort im 5. Jahrhundert eingeführt wurde), einer Religion, die das Verbrennen von Räucherwerk verlangt. »Erste Wahl« für diesen Zweck war Aloeholz, aber durch den Handel mit China, Afrika, Sumatra und Malaysia wurden neue Ingredienzien für Räuchermischungen und Parfümerie eingeführt: Sandelholz, Costuswurzel, Zimtrinde, Moschus, Ambra, duftende Ölharze von Styrax und Weihrauch.

Im 15. Jahrhundert enthielten kleine Kästchen die verschiedensten Gewürzdüfte – Kardamom, Safran, Costus, Styrax und Myrrhe –, die zusammen zerstoßen und zu einer Paste verarbeitet wurden. Die Kästchen, die in einem goldenen oder silbernen, juwelenbesetzten Behältnis eingeschlossen waren, hatten ein Loch, damit der Duft sich verbreitete. Kardinal Wolsey, der unter Heinrich VIII. die englische Politik leitete, hatte immer eine Kugel* von der Größe einer Orange dabei, die mit Weihrauch gefüllt war.

Durch die Entdeckung der Destillation konnten die Parfümeure die leichteren Blütendüfte kreieren. Heute beflügeln Parfümkomponenten die Phantasie der Öffentlichkeit nur etwa ein Jahrzehnt (mit einigen Ausnahmen) und machen dann neuen, noch aufregenderen Kreationen Platz.

Aromata – die für unser Überleben heute vielleicht nicht mehr so wichtig sind wie früher – üben trotzdem immer noch einen geheimnisvollen, schwer zu definierenden Zauber aus. Dabei ist der Grund eigentlich ganz einfach. Duftstoffe stellen eine Verbindung zu unseren tiefsten Gefühlen her, denn der Geruchssinn beeinflußt die emotionalen Zentren im Gehirn. Duftmoleküle wandern die Nase hinauf und erreichen nach kurzer Zeit eine aus feuchtem Schleimgewebe bestehende Schicht – die *Riechschleimhaut* –, wo die Moleküle an Rezeptoren am Ende fadenartiger Gebilde »andocken«, den sogenannten Zilien. Sie sind Auswüchse von Neuronenmolekülen, das heißt Millionen von Sinnesnervenzellen, die die Informationen sammeln und über Nervenfasern an den Riechkolben weiterleiten; dieser vermittelt die Duftbotschaft dem limbischen System. Beim Menschen steuert das limbische System das Sexualverhalten sowie die Gefühle und das Gedächtnis, was bedeutet, daß der Geruchssinn tief in unser Gedächtnis einprogrammiert ist.

* Noch heute werden Porzellankugeln, die sog. Pomander, mit Duftstoffen gefüllt verwendet.

Wie schon die Alten wußten, ist Myrrhe ein wichtiges Fixativ für Parfüms, Seifen, Cremes und Lotionen. Obwohl Myrrhe früher vor allem in der Heilkunde verwendet wurde, beruht der kommerzielle Wert der Myrrhe heute auf ihrer Verwendung in der Parfümerie. Parfüms haben Kopf-, Herz- und Basisnoten. Die Kopfnoten verflüchtigen sich schnell, so daß Basisnoten dazugegeben werden, um das Verfliegen hinauszuzögern. Harze wie z. B. Myrrhe wurden seit Tausenden von Jahren als das verwendet, was moderne Parfümeure als »Basisnoten« bezeichnen. Die Herznote schließlich wird einer Parfümmischung in der Hoffnung auf perfekte Harmonie beigegeben.

Der Duft von Myrrhe wird als balsamisch (warm und süß) beschrieben, als leicht würzig-aromatisch, scharf und stechend, wenn sie frisch ist. In modernen Parfüms wird Myrrhe als Absolue, Öl oder Resinoid verwendet, und zwar bei orientalisch-würzigen Basisnoten, Chypre-Noten, holzigen Basisnoten, Wald- und Kieferndüften. Sie paßt gut zu Geranie, Moschus, Patschuli, Gewürz- und schweren Blütendüften.[76]

Einige moderne feminine Parfüms, die Myrrhe enthalten, sind *Fidji* von Guy Laroche, *Onna* von Gary Farn und *Le Jardin* von Max Factor;[77] *Le Sport*/Coty, *Opium*/St. Laurent (ein orientalisches Parfüm mit Basisnoten, zu denen Myrrhe, Zedernholz und Sandelholz gehören), *Vivre*/Molyneux (ein klassisches Blüten-Aldehydparfüm, das in den 30er Jahren von Molyneux präsentiert und 1971 unter IFF mit einem neuen Rezept wieder auf den Markt gebracht wurde); *Eau de Caron*/Caron, *Rose Ispahan*/Rocher, *Alliage*/Lauder (ein Trendsetter-Parfüm – die »grünen« Kopfnoten überdecken eine würzige, harzige Herznote; Basisnoten sind Eichenmoos und Myrrhe), *Givenchy III*/Givenchy (ein innovatives, »grünes« Chypre-Parfüm mit der Basisnote Myrrhe, offenbar entwickelt für die Karrierefrau) und *Ravissa*/Maurer & Wirtz. Bei den Männerparfüms findet Myrrhe sich in *Vetiver*/Carven, *Bois de Vetiver*/J. Bogart, *Matchabelli*/Matchabelli, *Punjab*/Capucci.[78]

Weihrauchduft erinnert viele Leute an den Weihrauch in der Kirche. Der betörende, süß-würzige Duft wird von Arctander technisch als »frisch, balsamig, aber trotzdem trocken und harzig, ein schwach grüner Duft mit einer typischen, fruchtiggrünen Kopfnote« beschrieben. Manche sagen, die ölig-grüne Kopfnote würde dem Geruch von unreifen roten Äpfeln gleichen. Der Duft des in den antiken Tempeln verbrannten Weihrauchs war wahrscheinlich schwerer. Weihrauch ist als Resinoid ein wertvolles Fixativ. Der charakteristische Geruch tritt in Parfümmischungen oft klar zutage.

Weihrauchresinoid wird in der Parfümerie viel benutzt, denn das Rohmaterial enthält nur etwa 8% ätherisches Öl. Das Auswählen des richtigen Materials für die Destillation oder die Extraktion von Resinoiden oder Absolues ist eine bewundernswerte, wertvolle Fähigkeit. Sie beruht zum Teil auf jahrelangem Experimentieren mit der Destillation und der Extraktion aller Weihrauchkategorien. Ein Teil des Öls wird aus dem Staub und den Siebabfällen der Resinoide gewonnen, aber der Ertrag ist gering und für die kritische Nase des Parfümeurs kaum interessant. Aus der Farbe der Olibanum-»Tränen« läßt sich nicht auf die Qualität des aus ihnen hergestellten Öls schließen, auch wenn diese oft von Qualität und Alter des Materials abhängt. Der Geruch des unbearbeiteten Ausgangsmaterials gibt zwar einige Hinweise auf die Qualität des Endprodukts, aber richtig zur Entfaltung kommt der Duft nur durch Destillation.[79]

Das Öl-Gummi-Harz aus *Boswellia serrata,* das auch als indisches Olibanum bekannt ist, ergibt ein ätherisches Öl und ein Resinoid, deren Eigenschaften sich mit denen von kommerziellem Olibanum aus Afrika vergleichen lassen; obwohl es als etwas minderwertiger gilt, haben Untersuchungen gezeigt, daß dies nicht immer der Fall ist. Beide Produkte werden in der Parfümindustrie reichlich und vielfältig verwendet. Was schon die alten Völker entdeckt hatten, wird von heutigen Parfümeuren bestätigt: Das alkohollösliche Weihrauchresinoid wirkt sehr stark fixierend und gehört zu den besten Fixativen überhaupt, die der Parfümindustrie zur Verfügung stehen. Das ätherische Öl und das Absolue werden als Fixative und/oder Duftkomponenten in Seifen, Reinigungsmitteln, Cremes, Lotionen, alkoholischen und nicht-alkoholischen Getränken, Nahrungsmitteln allgemein und Parfüms eingesetzt.[80]

Das Weihrauchgummiharz wird oft zur Herstellung von Räucherpulver und -stäbchen verwendet. Das ätherische Öl spielt bei vielen Parfümkategorien eine wichtige Rolle, vor allem jedoch bei den orientalischen Noten, denen es eine abrundende und anziehende Nuance verleiht.[81] Es findet auch als »orientalische« Basisnote in einigen Blütenparfüms, zitrischen Eaux de Cologne, Gewürzmischungen, Veilchenparfüms und maskulinen Düften Verwendung. Eine ungewöhnliche »orientalische« Note wird mit Sandelholz, Vetiver und Zimtrindenöl erzeugt.[82] Es soll gut zu Gewürzölen, Labdanum, Mimose, Neroli, holzigen Noten und anderen balsamischen Noten passen. In zitrischem Eau de Cologne mildert Weihrauch die Süße von Bergamotte- und Orangenöl. Eine ähnliche Wirkung hat er bei »frischen« Parfümnoten, z. B. Verbene.[83] (Anmerkung: Das normale ätherische Öl von Zimtrinde und Verbene sollte nicht auf der

Haut angewandt werden. Die Parfümindustrie benutzt speziell behandelte Öle, damit ihre Produkte ohne Risiko verwendbar sind.)

Das in der europäischen Parfümindustrie und Räucherwerkherstellung verwendete Olibanum wird aus Aden importiert, das in den USA verwendete stammt aus Indien, Eritrea und Somalia. Die Eigenschaften und wahrscheinlich auch die botanische Herkunft (Art) dieser Harze sind verschieden. Zur Überprüfung der Qualität sind die Parfümeure auf unspezifische Tests (Farbe, Geruch, Säuregrad) oder die Gaschromatographie angewiesen.[84]

Das älteste moderne Parfüm auf dem Markt, das 1889 kreiert wurde und heute als klassisches Parfüm gilt, ist *Jicky* von Guerlain; es soll u. a. Weihrauch und Vanille als Basisnoten enthalten.[85] Moderne feminine Parfüms, die Weihrauch enthalten, sind: *Replique*/Colonia, *Sculptura*/Jovan, *Mel*/Frances Denney, *Volcan d'Amour*/Diane von Fürstenburg.[86] Außerdem *Intreague* /Carven, *Cinnabar*/Lauder, *Soir de Paris*/Bourjois (Basisnoten Weihrauch, Vetiver und Styrax, wurde zum Trendsetter bei der Entwicklung süßer Blütenparfüms), *Youth Dew*/Lauder (ein innovatives orientalisches Parfüm; die Ingredienzien betonen Würze und balsamische Untertöne). Männerdüfte, die Weihrauch enthalten, sind u. a. *Aqua Brava*/Puig, *Giorgio*/Giorgio Armani, *Jules*/Dior, *L'Homme*/Roger & Gallet und natürlich *Old Spice*/Shulton, das als Vorfahr der modernen Männerdüfte gilt. Es wurde 1937 von Shulton auf den Markt gebracht und ist seitdem – zumindest in Großbritannien – ein Verkaufsschlager auf dem Markt für Männerparfüms.[87]

In London ist außerdem ein Parfüm namens *Weihrauch* und *Myrrhe* von Czech & Speake erhältlich, das natürlich die genannten Substanzen enthält.

Die mystische Seite von Weihrauch und Myrrhe

»Er sah, daß es keine Stimmung gab, die nicht ihre Entsprechung
im Bereich der Sinne hatte; so machte er sich daran, ihre wahre
Beziehung zu entdecken, und fragte sich, was am Weihrauch es war,
das einen in eine mystische Stimmung versetzte.«

Das Bildnis des Dorian Gray von Oscar Wilde

Himmlischer Weihrauch

Es gibt wahrscheinlich keine Kultur in Ost oder West, die
den Beitrag von Weihrauch zu ihren religiösen oder mystischen Zeremonien und Ritualen nicht geschätzt hat. Ägypter, Perser, Babylonier, Assyrer, Griechen, Römer und Hebräer maßen seiner Verwendung große Bedeutung bei. Das
Ägyptische Totenbuch nennt Weihrauch den »auf die Erde ge-
fallenen Schweiß der Götter« und spielt damit auf seine mystischen Kräfte an. Räucherwerk, zu dem fast immer auch
Weihrauch gehörte, wurde auf rotglühende Holzkohle geworfen oder in einem Räuchergefäß verbrannt, während der
Priester ein spezielles Gebet oder einen Segen sprach.
Es gab bestimmte Regeln bei der Verwendung des Räucher-
gefäßes und spezielle Verfahren bei der Herstellung von
Räuchermischungen. Eine dieser gefeierten Räuchermischungen war natürlich *Kyphi*, das alle Träume und Phanta-
sien eines abergläubischen Volkes verkörperte. Da die zahlreichen Zutaten, zu denen auch Weihrauch und Myrrhe gehörten, eine beflügelnde Wirkung hatten, wurde es unter

großer Geheimhaltung zubereitet; das genaue Rezept ist immer noch ein faszinierendes Mysterium. Die magische Formel, so hören wir von Plutarch, sollte Kyphi mit okkulten Kräften durchtränken.

Die Zubereitung dieser geheimen Mischung wurde von Beschwörungen aus heiligen Büchern begleitet, und die laut gesprochenen Worte hatten in Verbindung mit dem Duft offenbar eine tiefgreifende Wirkung auf die Anwesenden. Die Aufgabe, das heilige Räucherwerk zu verbrennen, war einem Priester oder König übertragen. Es besaß solche Kraft, daß die alten Ägypter glaubten, die Seelen der Toten würden in dem Rauch zum Himmel aufsteigen. Im *Ägyptischen Totenbuch* – der frühesten schriftlichen Aufzeichnung religiöser und magischer Zeremonien – ist Räucherwerk vorgeschrieben, damit die Verstorbenen gefahrlos ins Leben nach dem Tod gelangen.

Die Anweisungen zur Herstellung von Räucherwerk und heiligem Öl in der Bibel – beide enthielten u. a. Weihrauch und Myrrhe – wurden von Gott offenbart und in Geheimnis gehüllt. Philo Judäus meinte, die vier Zutaten des heiligen Salböls – Stakte (eine Form der Myrrhe), Balsam, Galbanum und Weihrauch – würden die vier Elemente Wasser, Luft, Erde und Feuer symbolisieren. Da Räucherwerk und Salböl als heilig galten, durften gewöhnliche Sterbliche sie weder verwenden noch das Rezept nachmachen. Wer dieses Gebot mißachtete, wurde verbannt. Weihrauch wird mindestens 22mal in der Bibel erwähnt: einmal als Handelsware, dreimal als Erzeugnis aus dem Garten König Salomos, am häufigsten aber in Verbindung mit der Verehrung Gottes.

Die Hebräer legten Weihrauch auf religiöse Opfergaben, die dadurch noch heiliger wurden: »… Wenn du dem Herrn ein Speiseopfer von den Erstlingsfrüchten darbringst … sollst

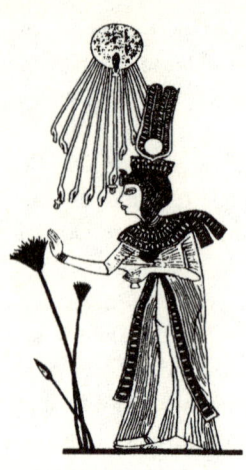

*Huldigung an die Sonne –
die richtige Zeit zum
Einschneiden der Rinde*

du … Öl darauf gießen und Weihrauch darauf geben …« (*Levitikus 2:14–15*)

Da Weihrauch und Myrrhe so geachtet wurden, hatte es eine tief symbolische Bedeutung, daß sie zusammen mit Gold dem Jesuskind dargebracht wurden. Zum einen waren sie natürlich die wertvollsten Substanzen ihrer Zeit; ihre okkulte Bedeutung wies indes bereits auf den Sinn des Lebens dieses Kindes hin: Das Gold stand für sein Königtum, Weihrauch symbolisierte die Heiligkeit, und Myrrhe das Leiden.[88] Als der Körper Jesu vom Kreuz genommen wurde, wurde er von Joseph von Arimathäa und dem heiligen Nikodemus mit Spezereien bedeckt. Es heißt, die beiden Jünger hätten nicht weniger als 100 Pfund Myrrhe und Aloe verwendet.

Die richtige Zeit zum Einschneiden der Rinde

Die Rinde der Weihrauch- und Myrrhenbäume wurde in der heißen Jahreszeit eingeritzt, wenn das Gummiharz am leichtesten fließt. Die Römer bezeichneten diese Zeit als »Hundstage« – eine Anspielung auf Sirius, den Hundestern, den leuchtendsten aller Himmelskörper. Das Wort »Sirius« kommt offenbar von dem griechischen »Seirios«, das eine sengende Hitze bedeutet, verweist aber auch auf den ägyptischen Gott Osiris.[89] Man nahm an, es würde die Hitze verstärken, wenn Sirius zur gleichen Zeit wie die Sonne aufging. Dies war etwa Anfang Juli der Fall; die folgenden sechs bis acht Wochen waren die heißesten Wochen des Sommers.[90] Man vermied, die Bäume in der Regenzeit anzuritzen.

Plinius *(Naturkunde XII, 54)* berichtet, daß der Weihrauchbaum und die, die berechtigt waren, von ihm zu ernten, als heilig galten. Zur Zeit des Einschneidens der Rinde sollten sie an Geist und Körper rein sein. Der Kontakt zu Frauen war verboten. (Das Opfern von Räucherwerk zum Zweck der Reinigung wurde Paaren unmittelbar nach dem Intimverkehr empfohlen.) Vor der Teilnahme an der Ernte war auch die Anwesenheit bei einem Begräbnis verboten. Weihrauch galt als Blut eines Baumes und konnte daher das Göttliche beseelen.[91] Zusammen mit Myrrhe erscheint er in zwei Inschriften (CIH 545, sabäisch, und RES 4336, quartabäisch) als Name Gottes. Obwohl Weihrauch mit Heiligkeit und Sühne assoziiert wurde, benutzte man ihn bei religiösen Zeremonien auch aus ganz praktischen Gründen – um nämlich »den Geruch des Bluts der Opfertiere zu überdecken«.

Heiliges und Profanes

Wegen des Rauchs, der sich wellenförmig zum Himmel erhob, war Räucherwerk offenbar spirituellen Schwingungen zuträglich.[92] Bestimmt war der fesselnde Anblick des Rauchs eine Quelle der Inspiration, aber seine Verbindung zur spirituellen Welt wurde durch die Rolle des Priesters bei den mitreißenden und zugleich mystischen Zeremonien verstärkt. Der Zweck der Verwendung von Räucherwerk war auf jeden Fall ein okkulter und symbolisierte das Aufsteigen des Gebets, die Verbreitung des göttlichen Einflusses, Respekt und Läuterung. Die reinigende Wirkung betraf möglicherweise jedoch eher die unangenehmen Körpergerüche bei religiösen Versammlungen! Sie schützte auch vor bösen Geistern, Angst und Negativität, die sich ebenfalls in einer unangenehmen Atmosphäre eher zeigen.

Es scheint daher, daß Räucherwerk entweder benutzt wurde, um mit dem Göttlichen zu kommunizieren, oder als magische Hilfe gegen böse Geister. Man nahm nämlich an, Zauberer und böse Geister würden Orte meiden, die nach Weihrauch duften. Eine pragmatischere, wenn auch weniger verlockende Erklärung hierfür ist die Tatsache, daß sich in einigen Teilen Südarabiens in Waschhäusern oft ein Räuchergefäß mit Holzkohle und Weihrauch findet. Das Räucherwerk wird natürlich zur Luftverbesserung verbrannt, aber solche Plätze gelten als beliebte Aufenthaltsorte der Dschinns bzw. bösen Geister. Das Ausräuchern mit Räuchersubstanzen sollte die bösen Geister versöhnlich stimmen.[93] Ähnlich hält eine Weihrauchhecke – hier wird besonders *Boswellia Roxb.* genannt – Unglück ab und bringt sogar Wohlstand.[94]

Zaubersprüche und Rituale

Bis heute werden verschiedene Räucherwerkmischungen verbrannt, um magische Rituale zu verstärken. Gewöhnlich besteht das Räucherwerk für heilige Reinigungszeremonien aus unterschiedlichen Kombinationen von duftenden Hölzern, getrockneten Pflanzen, Gummiharzen und Harzen, die mit Honig vermischt werden. Die Kombination ändert sich je nach der Art des Rituals und der angerufenen Wesenheit. Man nimmt an, daß das Räucherwerk die Vereinigung von Mensch und Geist unterstützt. Dies hängt möglicherweise mit der Pflanzenmagie zusammen, die Bewußtes und Unbewußtes mit einem universellen Energiemuster verbinden soll, das sich im Pflanzenreich spiegelt. Insbesondere Weihrauch war eine Pflanze, die schützen sollte, denn magische Handlungen öffneten den entkörperten Geistwesen aus der Astralebene Tür und Tor. Außerdem besaß er die Fähigkeit, die zur Ausübung der Magie benutzten Utensilien, z. B. den Zauberstab, zu reinigen und den magischen Kreis zu ziehen; er scheint auch eine Affinität zum Edelstein Topas gehabt zu haben.[95] Die Chinesen verbrannten Weihrauch, bevor sie ihr Orakelbuch, das I Ging, befragten. Man weiß nicht, ob der dazu benutzte Weihrauch aus Indien oder Arabien kam; Handelsstraßen zur arabischen Welt existierten jedenfalls.

Zaubersprüche, bei denen Pflanzen angerufen werden, sollen am besten bei Vollmond funktionieren, besonders wenn irgendeine Wesenheit beschworen wird. Wenn jedoch ein böser Geist verbannt oder ausgetrieben werden soll, ist die Neumondzeit eher geeignet. Bei einer einfachen Beschwörung werden die vier heiligen Himmelsrichtungen angerufen und den vier Elementen Hochachtung bezeigt. Pflanzen werden in der Erde vergraben (Element Erde); durch die Luft zum Mond geschleudert (Element Luft); in lebendige Gewässer – Seen, Brunnen, Flüsse oder Meer – geworfen (Element Wasser); und verbrannt (Element Feuer), damit der Rauch den Wunsch zum Himmel tragen kann. Am Schluß ist wichtig, den vier Himmelsrichtungen zu danken und fest daran zu glauben, daß die Beschwörung wirkt.

Kernstück jeden Pflanzenrituals ist die Ehrerbietung und die Absicht, mit der man es ausführt.

Andere magische Rituale, bei denen Pflanzen verwendet werden, sind einfacher. So soll es Fruchtbarkeit bringen, wenn man eine Eichel in der Tasche trägt; wenn man einen Raum mit Wacholder auswischt, beseitigt dies negative Energien; Salbei und Weihrauch werden wegen ihrer reinigenden Wirkung benutzt, besonders bei der Errichtung eines Altars. Die große Arabienforscherin Freya Stark berichtet von Räucherwerk über den Gefäßen der Wasserträger, das das Wasser »reinigen« soll. Dies hatte möglicherweise einen praktischen Zweck, zweifellos aber auch mit spiritueller Reinigung zu tun.

Hier ein paar weitere Rezepte mit Weihrauch und Myrrhe, die mehr Glück und Liebe in unser Leben bringen sollen. Für den Erfolg wird keine Garantie übernommen!

Aphrodisiakum

90 Gramm »männlicher« Weihrauch, Honig, chinesische Kubeben, Zimt, Gewürznelken, Koriandersamen, Kardamom, Ingwer, weißer Pfeffer und eine Spur Eidechse. Dies wurde in Olivenöl gekocht und innerlich genommen (natürlich nicht zu empfehlen).

(Die folgenden Rezepte stammen aus *The Complete Book of Incense, Oils & Brews*, Scott Cunningham, Llewellyn Publications, St. Paul, MN, USA.)

Abramelin-Räuchermischung

2 Teile Myrrhe, 1 Teil Aloeholz, ein paar Tropfen Zimtöl. Wird verbrannt, um bei Ritualen den Kontakt zu Geistwesen herzustellen oder um den Altar oder zur Magie benutzte Utensilien zu weihen.

Altarmischung

3 Teile Weihrauch, 2 Teile Myrrhe und 1 Teil Zimt. Wird verbrannt, um den Bereich um den Altar herum zu reinigen.

Apollo-Räuchermischung

4 Teile Weihrauch, 2 Teile Myrrhe, 2 Teile Zimt, 1 Teil Lorbeer. Wird bei der Wahrsagerei und Heilungsritualen verbrannt.

Wiedergeburts-Räuchermischung

3 Teile Weihrauch, 1 Teil Königskerze, 1 Teil Chrysantheme. Wird verbrannt, wenn man das Ableben eines geliebten Menschen betrauert.

Zum Ausräuchern des Hauses

3 Teile Weihrauch, 2 Teile Drachenblut* (wenn Sie welches bekommen!), 1 Teil Myrrhe, 1 Teil Sandelholz, 1 Teil Rote Waldbetonie, 1/2 Teil Dillsamen, ein paar Tropfen Rosengeranienöl. Wird verbrannt, um das Haus von Zeit zu Zeit zu reinigen oder vor dem Einzug in ein neues Haus.

Vereinfachte Kyphi-Version für alle magischen Rituale

3 Teile Weihrauch, 2 Teile Benzoe, 2 Teile Myrrhe, 1 Teil Wacholderbeeren, 1/2 Teil Galgant, 1/2 Teil Zimt, 1/2 Teil Zeder, 2 Tropfen Lotosaroma, 2 Tropfen Wein, 2 Tropfen Honig, ein paar Trauben.

Geist und Materie

Ungeachtet der vielen praktischen Anwendungsmöglichkeiten für Weihrauch und Myrrhe sind die mystischen und okkulten Verknüpfungen auch dann interessant, wenn der Glaube an ihre Kraft nur ein psychologisches Sprungbrett zum Seelenfrieden darstellt. Im alten Ägypten war Weihrauch dem Sonnengott Re heilig, der jeden Morgen in Form der materiellen Sonne erschien und Menschen und Natur das Leben schenkte. Theophrast erwähnt in seiner *Naturgeschichte der Gewächse IX.1v.4–6*, daß Seeleute Weihrauch und Myrrhe, die sie im Land der Sabäer in Südarabien ge-

---

* Als »Drachenblut« werden mehrere rote Harze bezeichnet (Anm. d. Übers.)

funden hatten, gierig nahmen und an Bord ihrer Schiffe brachten. Offenbar hatten sie die Myrrhe und den Weihrauch aus dem Sonnentempel zusammengetragen, der den Sabäern dieser Gegend am heiligsten war. Die Babylonier ehrten mit Weihrauch den Sonnengot Bel, und die Griechen weihten ihn dem Sonnengott Apollo.[96]

Weihrauch, der mit Spiritualität, Schutz und der Reinigung von Körper und Seele in Verbindung gebracht wurde, stand auch in dem Ruf, unerwünschte Einflüsse zu verbannen, und spielte bei Exorzismusritualen eine wichtige Rolle. Sogar die Teufelsaustreibung bei einer kranken Kuh mit Hilfe von Weihrauch wird erwähnt.[97] Die schützende Kraft des Weihrauchs schrieb man seinem Geruch zu.

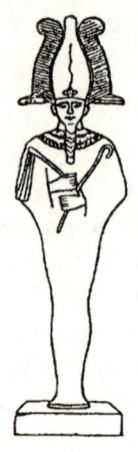

Osiris

Die Verbindung der Myrrhe zur ägyptischen Göttin Isis, die für Ernte und Heilkunde zuständig war, erklärt vielleicht ihren Ruf, in sorgenvollen Zeiten Frieden und Heilung zu bringen und in schwierigen Situationen segensreich zu wirken. Sie soll auch Kontemplation und Meditation unterstützen. Die Verwandtschaft der Myrrhe mit Perlen ist interessant, denn auch sie werden mit Kummer in Verbindung gebracht.[98] Während Weihrauch der Sonne heilig war, scheint Myrrhe eher einen Bezug zum Mond gehabt zu haben. Der Mond wurde mit Isis, der universellen Mutter, gleichgesetzt, die den Dingen eine Form gab und sie dadurch ins Leben brachte, und deren Licht alles gebar. Weihrauch und Myrrhe waren daher vielleicht die Verkörperung des ägyptischen Sonnengottes Osiris und seiner Frau Isis, der Mondgöttin. Daraus ergab sich, daß Weihrauch als Pflanze galt, die den männlichen Aspekt des Universums beschwor[99], während Myrrhe höchstwahrscheinlich das weibliche Gegenstück bildete.

Auch ein griechischer Mythos erklärt möglicherweise, warum Myrrhe mit dem Mond assoziiert wurde. Myrrha war eine reizende Sterbliche, deren Mutter prahlte, sie sei hübscher als Aphrodite, die Göttin der Schönheit. Die rachsüchtige Göttin überredete die Amme des jungen Mädchens, dieses ins Bett seines Vaters zu locken – der die Identität seiner neuen Geliebten nicht erkannte. Als er jedoch entdeckte, wer sie war, war er so empört, daß er drohte,

Myrrha zu töten. Sie floh, und verwirrt nahm er sich selbst das Leben. Als Folge des Inzests wurde Myrrha schwanger und in einen Myrrhenbaum verwandelt. Die Mondgöttin Diana – die auch die Göttin der Geburt ist – hatte Mitleid mit dem Kind und spaltete den Baum. Aus ihm sprang der schöne Adonis heraus, der im Gefühlsleben junger Mädchen so manche Verheerungen anrichten sollte. Es gibt auch andere Versionen dieses Mythos.[100]

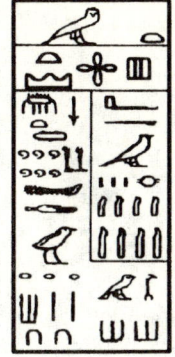

Eine andere Fabel bringt Weihrauch und Myrrhe mit dem Phönix in Verbindung, dem sagenhaften Vogel, der stirbt und aus seiner Asche wiedergeboren wird. Alle 500 Jahre kam der Phönix von Arabien nach Heliopolis, um seinen in Myrrhe gehüllten toten Vater zu bestatten (*Herodot II, 73*). Plinius schreibt in seiner *Naturkunde* (*X, 4*), der Phönix habe, als er alt gewesen sei, für sich selbst ein Nest aus Kassien- und Weihrauchbaumzweigen gebaut und es mit Spezereien gefüllt, um darin zu sterben. Wahrscheinlich brachten südarabische Händler die Phönix-Legende den Hebräern, um ihnen einen Eindruck von den Gewürzen zu vermitteln, die als Geschenk der Götter von der Weihrauchküste in die ganze bekannte Welt exportiert wurden.[101]

Da der Phönix-Mythos Tod und Auferstehung thematisiert, scheint die Verbindung zu Weihrauch und Myrrhe diese Bäume und ihren Duft mit dem Nimbus der Wiedergeburt zu durchtränken. Dies paßt sehr gut zu der Legende von Osiris und Isis, denn Osiris wurde getötet und kehrte mit Hilfe seiner Frau Isis wieder ins Leben zurück.

137

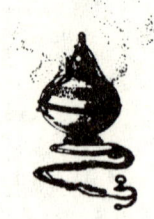

Interessanterweise haben Räuchergefäße meist die Form eines Vogels, wahrscheinlich ein symbolischer Hinweis auf den Phönix und die Wiedergeburt. Der Vogel symbolisierte *Luft*, genauso wie das Räuchermaterial. Bei der Verehrung der Götter sollten alle vier Elemente vertreten sein. Salz stand für die Erde, die Kerzenflamme und Holzkohle repräsentierten das Feuer; Wasser wurde nicht durch ein Symbol ersetzt.*

Es gab natürlich viele Arten von Räuchergefäßen; gewöhnlich bestanden sie aus sehr wertvollen Materialien. Jede Religion besaß ihre eigene Räuchermischung, aber Weihrauch war und ist überall auf der Welt ein wichtiges Ingredienz. Das angelsächsische *Leechbook* empfahl für die von Aberglauben gekennzeichneten medizinischen Verfahren des 11. Jahrhunderts, Weihrauch zusammen mit Myrrhe zu benutzen.[102] In den Haushaltsberichten des englischen Königs Edward I. findet sich unter dem 6. Januar 1299 eine Eintragung für Gold, Weihrauch und Myrrhe, die der König an diesem Tag, dem Fest der Epiphanie, in seiner Kapelle opferte, *(Liber quotidianus Contrarotalutoris Garderobae*, Edward I., London 1781. S. XXII und 27). Der Brauch wird von den englischen Monarchen immer noch eingehalten, und am Dreikönigstag bringt die Königin in der königlichen Kapelle in London jährlich Gold, Weihrauch und Myrrhe dar.

Im Osten wird bei praktisch allen Gottesdiensten Räucherwerk benutzt; im Westen beschränkt sich dies meist auf das

---

*   Myrrhe wird Isis (Mondgöttin) und damit dem Wasser zugeordnet

Hochamt, die Segnung, die Vesper und Beerdigungen. Für das heutzutage in christlichen Kirchen verwendete Räucherwerk gibt es keine feststehenden Rezepte, aber Weihrauch ist oft die Hauptzutat der Mischung, zusammen mit Benzoe und Styrax.[103] In der römischen Kirche dominiert in Räuchermischungen Weihrauch, während Benzoe hauptsächlich in der russisch-orthodoxen Kirche Verwendung findet. Im Lamaismus (der Mahayana-Form des Buddhismus in Tibet und der Mongolei) wird ebenfalls Weihrauch benutzt; das entsprechende Gefäß gleicht dem üblicherweise in der westlichen katholischen Kirche verwendeten.

Die ungewisse biologische Identität der im Handel befindlichen Weihraucharten hat im Hinblick auf den tatsächlichen Unterschied zu ziemlicher Verwirrung geführt. Daher ist es manchmal schwierig, das beste Material für einen bestimmten Zweck zu erhalten. Das Dilemma wird besonders eklatant bei der Herstellung von Kirchenräucherwerk. Die entsprechenden Hersteller, die die Unterschiede nicht kennen, kaufen manchmal eine billigere oder leichter erhältliche Weihrauchart, die als »indisches Olibanum« bekannt ist. Wenn es auf Holzkohlen gegeben wird, gleicht der Duft zum Mißvergnügen der Konsumenten Terpentin oder verbranntem Gummi.[104]

Der reinigende, schützende Aspekt von Weihrauch ist in einigen Teilen von Hadramaut in Südarabien immer noch lebendig, wo jeder, der eines Verbrechens für schuldig befunden wurde, Weihrauch verbrennt. Dadurch wird der Stamm vor möglichem Unheil bewahrt.

Einen ähnlichen Brauch gibt es im äthiopischen Gottesdienst: Das bei Weihrauchduft ausgesprochene Sündenbekenntnis gehört zu den Ritualen, die zur Feier der Messe führen.

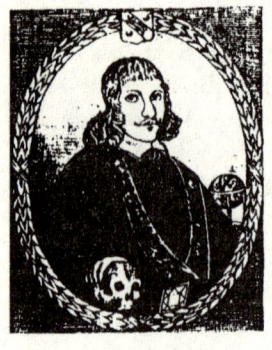

Das Zauberrezept, das Kyphi ergab, beruhte offenbar auf einer
4 x 4-Kombination[105], was insgesamt 16 ergibt und sich auf die
mystische Zahl 7 reduzieren läßt.
Diese Zahl hat eine Verbindung
zu Neptun, der in der römischen
Mythologie der Gott des Meeres
und in der Astrologie der Planet
ist, der für Spiritualität, Mystik
und Opfer steht. Interessanter-
weise soll Myrrhe das Parfüm Poseidons (der griechischen
Entsprechung Neptuns) und der Meeresnymphen, der
Nereiden, gewesen sein.[106] Der Planet Neptun wurde jedoch
erst im 19. Jahrhundert entdeckt, so daß die Assoziation ein
interessantes Kuriosum bleibt.

Der Planet, der mit Weihrauch und Myrrhe sowie mit Gold
in Verbindung gebracht wird, ist natürlich die Sonne[107], die
auch die Farben Gelb und Gold regiert – Schattierungen
der bernsteinähnlichen »Tränen«. In der mittelalterlichen
Heilkunde galt die Sonne als »heiß und trocken« – genauso
wie die Pflanzen, die sie regierte. Myrrhe und Weihrauch
wachsen zwar in extrem heißen Gegenden der Erde, aber
ihre Heilwirkung ist eher entzündungshemmend. Möglicherweise sind die Öle/Harze von dem Lebensgeist erfüllt,
der in der medizinischen Astrologie der Sonne zugeschrieben wird.

Die alten Völker bezogen aus der Astrologie die theoreti-
sche Basis für das Wesen von Krankheiten und für die Auswahl geeigneter Pflanzen zu ihrer Behandlung. Nicholas

Culpeper (1616–1654) – siehe Seite 140 – meinte, daß »die Medizin ohne Astrologie wie eine Lampe ohne Öl ist«. Er war ein sehr erfolgreicher Pflanzenheilkundiger und ließ sich bei der Auswahl der richtigen Arzneien von der Astrologie leiten. Sein Wissen hatte er von den alten griechischen und arabischen Ärzten. Die medizinische Astrologie ist eine sehr komplexe Kunst; in aller Kürze läßt sich sagen, daß die Position der Planeten am Himmel anzeigt, welche Pflanze zur Heilung einer Krankheit geeignet ist. Wenn z. B. als Arznei »Sonne« angezeigt war, bedeutete dies, daß Sonnenkräuter und Pflanzen wie etwa Weihrauch und Myrrhe zur Heilung erforderlich waren.

Moderne Mystik

Die aktuelle esoterische Literatur über die magischen Qualitäten von Gold, Myrrhe und Weihrauch scheint die alten Überzeugungen wieder aufzugreifen. Für Alice A. Bailey, die Begründerin der sogenannten »Arkanschule«, besteht der Mensch aus Körper, Seele und Geist. Gold, Myrrhe und Weihrauch symbolisieren diese drei Ebenen, die dem »Christus im Inneren als Opfer, zur Verehrung und als freies Geschenk« dargebracht werden müssen.

Gold, so heißt es, steht für unsere körperliche, materielle Natur, die im Dienst am Menschen benutzt und auch dem Dienst Gottes geweiht werden sollte. Weihrauch repräsentiert unsere emotionale Natur mit ihren Ambitionen, Wünschen, Sehnsüchten und Träumen. Diese Wünsche sind offensichtlich allen Völkern gemeinsam; sie kämpfen für den Ausdruck ihrer Träume, die als Weihrauch zu den Füßen Gottes aufsteigen.

Weihrauch symbolisiert die reinigende Kraft, die die Schlacken in unserem Leben beseitigt und nur das übrig läßt, was wichtig ist, um den Segen Gottes zu erhalten.

Myrrhe repräsentiert Bitterkeit und hat einen Bezug zur intellektuellen Ebene; denn offenbar ist es der Verstand, der uns Menschen leiden läßt. Je weiter die menschliche Rasse fortschreitet, desto weiter entwickelt sich der Verstand und desto größer scheint die Fähigkeit zum Leiden zu sein. Aber uns wird vermittelt, daß das Leiden nicht umsonst ist. Wenn es richtig verstanden und der Gottheit geweiht wird, bietet es uns eine Möglichkeit, Gott näher zu kommen. Dann können wir Gott das seltene und wunderbare Geschenk eines Verstandes machen, der durch Schmerz weise geworden ist, und eines Herzens, das durch Not und die Überwindung von Schwierigkeiten gütig geworden ist.[108]

Weihrauch und Myrrhe scheinen also, genauso wie Gold, immer Symbole für das innere Bedürfnis gewesen zu sein, mit den Göttern, der Natur oder unserem höheren Selbst zu kommunizieren.

Glossar

Absolue: Bearbeiteter Duftextrakt aus Pflanzenmaterial, der entsteht, wenn die Duftkomponenten mit Lösungsmitteln aus dem »Concrète« herausgewaschen werden.

Adstringens: Eine Substanz, die das Hautgewebe zusammenzieht.

Akkord: Die harmonische Mischung verschiedener duftender Substanzen.

Alaun: Kalium-Aluminium-Sulfat – ein starkes Adstringens, das in medizinischen Präparaten der Vergangenheit viel benutzt wurde.

Aldehyd: Eine wichtige Gruppe chemischer Stoffe, die Derivate natürlicher Pflanzenmaterialien sind.

Al-Kindi, Yaqub: Berühmter arabischer Philosoph und Arzt, der das gefeierte »Buch über die Chemie und die Destillation von Parfüms« schrieb.

Ambra: Von Pottwalen abgesonderte Substanz, die in der Parfümerie benutzt wird.

Analgetisch: Schmerzlindernd.

Antibakteriell: Eine Substanz, die die Vermehrung von Bakterien hemmt (bakteriostatisch) oder Bakterien vernichtet (bakterizid).

Antimikrobiell: Substanzen, die gegen Mikroben wirksam sind.

Antiseptisch: Keimtötend; bekämpft Infektionen.

Aspergillus: Gattung der Schlauchpilze (Kolben- und Gießkannenschimmel).

Ätherische Öle: Eine aromatische, flüchtige Flüssigkeit, die durch Destillation oder andere Verfahren aus duftenden Pflanzen extrahiert wird.

Ausräuchern: Etwas Verseuchtes, Infiziertes mit Rauch behandeln.

Balsamisch: Ein weicher, warmer, süßer Duft.

Basisnote: 1.) Die Grundlage einer jeden Duftkomposition. 2.) Eine aromatische Substanz/Pflanze, deren Duftmoleküle sich langsam verflüchtigen, so daß sie einen Duft haltbar machen bzw. »fixieren« kann. Weihrauch und Myrrhe werden wegen dieser Eigenschaft geschätzt.

Bdellium: Das aromatische Gummiharz einiger Commiphora- (oder Balsamodendron-)Arten, zu denen auch Myrrhe und Opopanox gehören.

Blutplättchen: Winzige Blutpartikel, die am Gerinnungsprozeß beteiligt sind.

Chypre-Noten: Der französische Begriff bedeutet »Zypern« und bezeichnet in der Parfümerie einen Duft, zu dessen Bestandteilen Eichenmoos, Sandelholz, Moschus, Rose, Jasmin und Zitrusdüfte gehören.

Concrète: (dt. »konkret«) Ein wachshaltiges aromatisches Material, das mit Hilfe von Lösungsmitteln aus Pflanzen extrahiert wird.

Dampfdestillation: Ein Verfahren zur Extraktion von ätherischen Ölen, bei dem Dampf durch das Pflanzenmaterial geleitet wird.

Destillation: Eine flüssige oder feste Substanz zum Verdampfen bringen und den Dampf dann wieder in seinen ursprünglichen Zustand zurückkehren lassen.

Dioskurides: Griechischer Armeearzt, der um 78 n. Chr. die berühmte »Materia Medica« zusammenstellte, in der er auch über natürliche Heilmittel und Düfte berichtete.

Einlauf: Eine traditionelle Methode, Arzneien über den Mastdarm zu verabreichen.

Emmenagogisch: Fördert das Einsetzen der Menstruation.

Euphorisierend: Fördert ein Gefühl des Wohlbefindens und der Entspannung.

Fixativ: Eine Substanz, die dafür sorgt, daß ein Duft länger auf der Haut haftet.

Flüchtig: Eine Substanz, die an der Luft verdunstet.

Galläpfel: Durch Gallwespen verursachte Wucherungen auf Eichenblättern, Zutat antiker Parfüms.

Gebundenes Öl: Ein Pflanzenöl, das aus einer Mischung von Fettsäuren besteht, die bei Zimmertemperatur fest sein können.

Herodot: Griechischer Historiker, geb. um 485 v. Chr., beschrieb in seinen *Historien* auch die Parfüms der Antike und gab Informationen über den Handel mit Weihrauch, Myrrhe und anderen Harzen und Gewürzen.

Herznoten: Duftmaterial mittlerer Flüchtigkeit.

Hexan: Chemisches Lösungsmittel.

Hippokrates: Griechischer Arzt, ca. 400 v. Chr., bekannt als »Vater der modernen Medizin«.

Hypocholesterinämisch: Vermindert das Cholesterin im Blut.

Hypolipidämisch: Vermindert die Serumlipide (Fette) im Blut.

Imhotep: Ägyptischer Arzt und Architekt des Pharaos Djoser, für den er 2630 v. Chr. die erste Pyramide baute. Imhotep wurde später zum Gott erhoben.

In vitro: Biologische Prozesse/Reaktionen, die nicht im lebenden Organismus stattfinden, sondern unter künstlichen Bedingungen (im Reagenzglas) durchgeführt werden.

In vivo: Wissenschaftliche Versuche, die am lebenden Organismus durchgeführt werden.

Keilschrift: Die keilförmigen Schriftzeichen verschiedener alter Sprachen in Mesopotamien und Persien.

Kopfnoten: Das aromatische Material, das den ersten Dufteindruck vermittelt und im allgemeinen sehr flüchtig ist.

Labdanum: Öl bzw. Gummiharz von *Cistus labdaniferus* (Zistrose); das Öl wird auch als Zistöl bezeichnet.

Lavandin: Lavendelhybride.

Limbisches System: Der Teil des Gehirns, der die Empfindungen, Gefühle und andere grundlegende Funktionen steuert.

Mazeration: Ein sehr altes Verfahren, bei dem die aromatischen Substanzen von Pflanzen durch das Einlegen in ein nicht flüchtiges Öl oder tierische Fette gewonnen werden.

Öl-Gummi-Harz: Ein Pflanzenextrakt, der aus einer Mischung von ätherischem Öl, wasserlöslichem Gummiharz und Harz besteht.

Öl-Harz: Ein Pflanzenextrakt, der aus einer Mischung aus ätherischem Öl und geruchlosem Harz besteht.

Orientalische Noten: Ein schwerer, lange haftender Duft, der an den Orient erinnert.

Phagozyten: Zellen, die schädliche Mikroorganismen im Blut zerstören.

Plinius: Eigentlich Gaius Plinius Secundus, geb. in Norditalien 23 n. Chr., bekannt als Plinius der Ältere. Seine Schriften sind eine wichtige Informationsquelle über den Räucherwerkhandel.

Polymerisation: Natürlicher Prozeß in einigen ätherischen Ölen, bei dem die Moleküle sich mit zunehmendem Alter verbinden und eine plastikähnliche Substanz bilden.

Purgativ: Ein starkes Abführmittel.

Re oder Ra: Der Sonnengott, der in der Sonnenbarke über den Himmel reist, jeden Morgen erscheint und den neuen Tag ankündigt.

Resinoid: Ein in der Parfümerie benutzter Begriff zur Bezeichnung eines Harzes, das mit chemischen Lösungsmitteln oder Alkohol ausgewaschen wurde, um klebrige lösliche Stoffe und das wasserlösliche Gummiharz zu entfernen.

R.I.F.M.: Research Institute for Fragrance Materials (Forschungsinstitut für Duftstoffe). Internationale Organisation der mit Duftstoffen handelnden Firmen mit Sitz in den USA. Sie testet die häufigsten Parfümkomponenten und publiziert die entsprechenden Ergebnisse.

Salbe: Halbfeste Substanz, die durch Einlegen von Pflanzenmaterial in tierische Fette gewonnen wurde.

Scherben: Zerbrochene Stücke von Töpferwaren.

Schwere Noten: Bezieht sich auf die am wenigsten flüchtigen Bausteine von Parfüms, die bereits im Angeruch den Typ des Parfüms vermitteln.

Spasmolytisch: Krampflösend.

Stakte: Die griechische Bezeichnung für Myrrhe, bedeutet laut Theophrast »kommt langsam in Tropfen«.

Staphylococcus aureus: Eiter produzierende Bakterienart.

Synergistisch: Das Zusammenwirken chemischer Verbindungen, so daß das Ganze mehr ist als die Summe seiner Teile.

Theophrast: Geb. 370 v. Chr. in Lesbos, Arzt und Botaniker, interessierte sich für die Klassifizierung der Pflanzen. Autor der *Naturgeschichte der Gewächse*.

Tinktur: Ein alkoholischer Auszug aus natürlichen Produkten.

Viskös: Leimartig, dickflüssig, klebrig.

Anmerkungen

1 M. Grieve, A Modern Herbal, Tiger, 1992 (verschied. Editionen)

2 *Nigel Groom (Frankincense & Myrrh, Longman 1981) zit. Gleuck 1939*

3 *Frankincense & Myrrh, Nigel Groom, Longman 1981*

4 *Vgl. G. Caton Thompson, The Tombs and Moon Temple of Hadramawt, Oxford 1944, S. 50f. und 16f.*

5 *Vgl. Maria Hofner, ›Die vorislamischen Religionen Arabiens‹, in H. Gose, Maria Hofner, K. Rudolph, ›Die Religionen Altsyriens‹, Altarabiens und der Mandaer (Die Religionen der Menschheit, 10, 2), Stuttgart 1970, S. 263.*

6 *The Magic of Herbs von C. Leyel, 1932*

7 *Pharmacographia von Fluckiger und Hanbury, 1879*

8, 9 *National Geographic ›Arabia's Frankincense Trail‹, Tho-*
10 *mas J. Abercrombie, Okt. 1985*

11 *The Secret Medicine of the Pharaohs, C. Stetter, Edition Q, 1993*

12 *Pharmacographia von Fluckiger und Hanbury, 1879*

13 *Tschirch und Stock, Die Harze, Berlin 1935*

14 *A History of the Use of Incense in Divine Worship von E. G. Cuthbert F. Atchley: Longman, Green & Co*

15 *A Test of Time, David M. Rohl, BCA 1995*

16 *Economic Botany 1959. B. Bill Baumann, S. 84*

17 *Perfumery and Cosmetics, George Howard, Arnould-Taylor Education Ltd. 1987*

18   A Modern Herbal, Mrs M. Grieve, Tiger 1992

19   Notes on the Use of Frankincense in South Arabia – Waltr.
     W. Miller

20   Traditional Astrology Magazine, Ausgabe No. 3, 1993

21   G. Ryckmans, De l'or, de l'encens et de la myrrhe, in: ›Re-
     vue biblique 58‹ (1951, S. 372–376)

22   Chishull, ›Antiquities Asiaticae‹, 1728, S. 65–72

23   The travels of Marco Polo, Thomas Wright (Hrsg.), Bohn,
     London, 1899, Kap. 41 & 42, S. 440–42

24   M. Hartman ›Die arabische Frage. Mit einem Versuche der
     Archäologie Jemens‹ (Der Islamische Orient. Berichte und
     Forschungen, 2, Leipzig 1909, S. 415f.)

25   E. Brauer, ›Ethnologie der jemenitischen Juden‹, Heidel-
     berg 1934, S. 222f.

26   H. Vocke, ›Die Beschwerde der Addil-Moschee: Eine Sa-
     tire des jementischen Dichters Ali Hasan al-Hafangi‹ in:
     Zeitschrift der Deutschen Morgenländischen Gesellschaft
     123 (1973) S. 62

27   Plants of Dhofar, 1988. Veröffentlichung des Adviser for
     Conservation of the Environment. Sultanat von Oman

28   Frankincense and Myrrh, Nigel Groom, Longman 1981.

29   E. Hairfield et al. 1984. Perf. & Flavorist Bd. 9, S. 33
     bis 36.

30   G. Chiavari et al. 1991. J. Ess. Oil Res. 3, S. 185

31   J. Verghese & M. T. Toy, Flav. & Fragr. J. 1987, Bd. 2.

32   Wilson R. & Mookherjee B. 1983. 9. Int. Congr. Ess.
     Oils Singapore.

33   Herbal Review, Winter 1982. Frankincense and Myrrh.

34   The Secret Medicine of the Pharaohs, C. Stetter, Edition
     Q, 1993

35   The Healing Hand, Majno G. 1975, Harvard University
     Press

36   *Plants of Dhofar, 1988. Adviser for Conservation of the Environment, Sultanat von Oman*

37   *The Useful Plants of Tropical West Africa. M. Dalziel MD, 1948*

38   *Reddy G. & Dhar S. 1987. Ital. J. Biochem. 36, 4.*

39   *Plants of Dhofar, 1988. Adviser to the Sultanate of Oman.*

40   *Samuel ben Yozef Yesuca, Nahalat Yosef, Jerusalem 1907, 1. S. 147*

41   *Plants of Dhofar, 1988. Adviser for Conservation of the Environment, Sultanat von Oman*

42   *Useful Plants of India, 1873.*

43   *C. de Landberg, Datina (Etudes sur les chalectes de l'Arabie meridionale, 2) Leiden 1905–1913, S. 1308*

44   *T. M. Johstone, Folklore and Folk Literature in Oman and Socotra, in: Arabian Studies 1 (1974), S. 19*

45   *Samuel ben Yozef Yesuca, Nahalat Yosef, Jerusalem 1907, 11. S. 23.*

46   *The Useful Plants of Tropical West Africa. M. Dalziel MD, 1948.*

47   *E. Rossie, L'arabo parlato a Sana, 1939, S. 169*

48   *W. Phillips, Unknown Oman, New York 1966, S. 176.*

49   *Meek, Tribal Studies 1.197.257.*

50   *Atal et al. 1980*

51   *Abdel Wahab S. et al. 1987. Planta Medica 3, 382–384.*

52   *Ammon H. et al. 1993. J. Ethnopharmacology 38, 113 bis 119.*

53   *Kirtkikar and Basu. 1933.*

54   *Plants of Dhofar, 1988. Adviser for Conservation to the Sultanate of Oman*

55   *Mitchie C. et al. 1991. J. Royal Soc. of Med. Bd. 84. Okt.*

56   Majno G. 1975, *The Healing Hand, veröffentl.: Harvard University Press*

57   Encyclopaedia of common natural ingredients, by A. Leung & Steven Foster, 1996.

58   Disease (Egyptian Bookshelf), Joyce Filer, British Museum Press, 1995

59   Frankincense & Myrrh, Nigel Groom, Longman 1981

60   Solveson H. et al. 1988. J. Immunology 140, 661–665

61   Claeson P. und Samuelson G. 1989. Phytotherapy, 3, 5, Res. 180–185.

62   Unveröffentlichter Probetext: Majno G. 1975, The Healing Hand, veröffentl. Harvard University Press

63   Arora R. et. al. 1972. Ind. J. Med. Res. 60, 6. Juni, 929–1031 und 1971, 9 (3),403–404.

64   McDowell P. et al. 1988. Phytochemistry, 27.8.2519 bis 2521

65   Leyel C. 1947, Compassionate Herbs, Faber & Faber und Leyel C. Herbal Delights.

66   Eintrag Myrrhe, Bundesanzeiger Nr. 193 (15. Okt. 1987).

67   Michie C. & Cooper E. 1991. J. Royal Soc. Med. Bd. 84, Oktober, 602–605.

68   Mester L. et al. 1970. Planta Medica Bd. 37, 367–369.

69   Bensky D., Jahr unbekannt, Chinese Herbal Medicine

70   Leyel C. 1947, Compassionate Herbs, wie oben

71   The Complete Herbalist von Dr. P. Phelps Brown, Newcastle Publishing

72   Asafu Maradufu 1982. Phytochemistry Bd. 21, No. 3, 677–680.

73   Belachew D. 1995. J. Ethnopharm. 45, 27–33.

74   Scents and Sensuality, Max Lake, John Munday, 1989.

75   Frankincense and Myrrh, N. Groom, Longman 1981

76 *Perfume and Flavor Materials of Natural Origin*, S. Arctander; mit freundlicher Erlaubnis von Herrn S. Allured von Allured Publishing Corp., 362, South Schmale Road, Carol Stream, Illinois, USA.

77 *Fragrance Foundation, 1983.*

78 *The H and R Fragrance Guide*, Gloess Publishers, und *The Perfume Handbook* N. Groom, Chapman & Hall 1996

79 *Arctander, wie Anmerkung 75*

80 *A. Leung und S. Foster (1996), Encyclopaedia of Common Natural Ingredients in Food, Drugs and Cosmetics. J. Wiley and Sons*

81 *Arctander, wie Anmerkung 75*

82 *Arctander, wie Anmerkung 75*

83 *Arctander, wie Anmerkung 75*

84 *A Rapid Test for the Identification of Incense Resins. E. Hairfield et al. 1984. Perf & Flavorist Bd. 9, S. 33 bis 36*

85 *The Perfume Handbook*, Nigel Groom, Chapman and Hall, 1996

86 *Fragrance Foundation, 1983.*

87 *The Perfume Handbook*, Nigel Groom, Chapman and Hall, 1996

88 *The Occult Properties of Herbs 88*

89 *The Fixed Stars & Constellations in Astrology*, Vivian E. Robson, Aquarian Press 1923

90 *The Herbal*, John Gerard, Ausgabe von 1633, und *Theophrast, Abhandlung über die Gewächse*, IX. 1.4–7

91 *W. R. Smith, in: Lectures on the Religion of the Semites*, Tübingen, Deutschland 1899, S. 327

92 *The Science of the Sacraments*, C. W. Leadbetter, Madras 1929

93 D. B. Doe und R. H. Sergeant, A fortified tower house in Wadi-Jirdan, in: Bulletin of the School of Oriental and African Studies 38 (1975, S. 5)

94 The Useful Plants of Tropical West Africa, M. Dalziel MD, 1948

95 The Master Book of Herbalism, Paul Beyerl, Phoenix 1984

96 The Master Book of Herbalism, Paul Beyerl, Phoenix 1984

97 The Geographical Handbook, Juni 1946, S. 431

98 The Master Book of Herbalism, Paul Beyerl, Phoenix 1984

99 The Master Book of Herbalism, Paul Beyerl, Phoenix 1984

100 Zimmerman 1964

101 F. Homel, Der Gestirndienst der alten Araber und die alt-israelitische Überlieferung, München 1901, S. 12

102 Cockayne, Leechdoms of Early England ii (1865) 295, 297

103 A Modern Herbal, Mrs. M. Grieve, Tiger 1992

104 A Rapid Test for the Identification of Incense Resins, Elizabeth Hairfield etc. Perfume and Flavours, Bd. August/Sept. 1984, Allured Publ. Corp.

105 Compassionate Herbs, Mrs. Leyel

106 The Book Perfume, Elizabeth Barille und Catherine Laroze, Flammarion 1995

107 Christian Astrology, William Lilly, Regulus 1647

108 From Bethlehem to Calvary, Alice A. Bailey, Lucis Press 1937

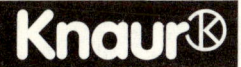

ALTERNATIV HEILEN

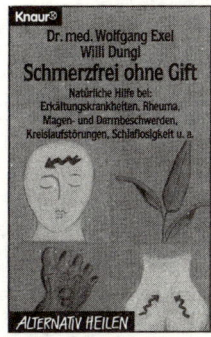

(76116)

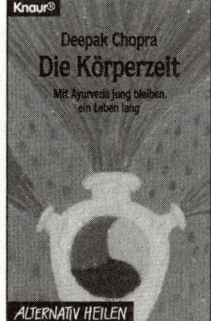

(76095)

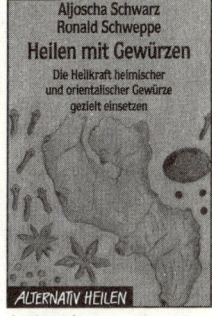

(76105)

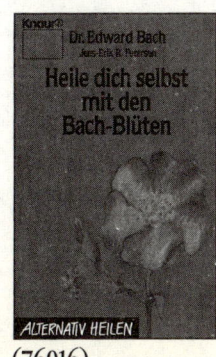

(76016)

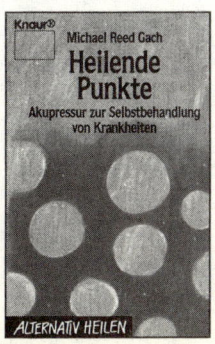

(76002)

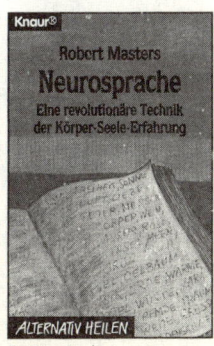

(76121)

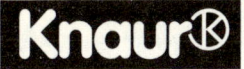

ALTERNATIV HEILEN

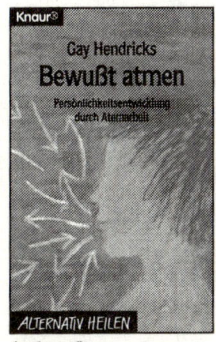

(76086)

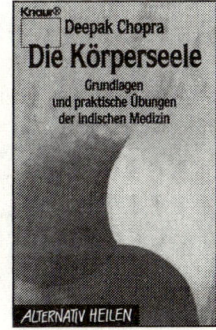

(76009)

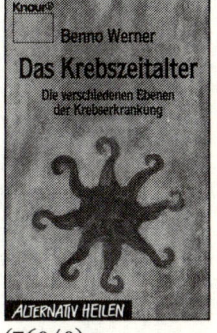

(76040)

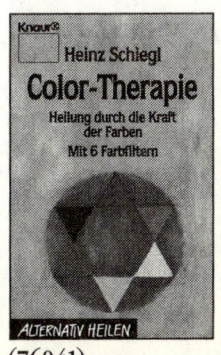

(76041)

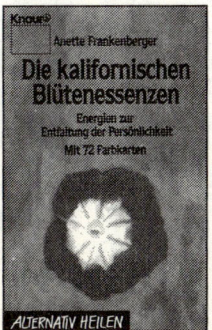

(76036)

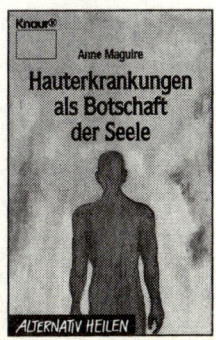

(76039)